天津市科普重点项目

医患交流·癌症防治与康复系列丛书

妇科肿瘤
百问百答

主　编　胡元晶
副主编　孙培松　平全红
编　委　饶　阳　杨　芸
　　　　康　杰　杜晓琴

U0339629

天津出版传媒集团
天津科技翻译出版有限公司

图书在版编目 (CIP) 数据

妇科肿瘤百问百答 / 胡元晶主编. —天津 : 天津科技翻译出版有限公司, 2017.6
(医患交流·癌症防治与康复系列丛书)
ISBN 978-7-5433-3694-0

Ⅰ. ①妇… Ⅱ. ①胡… Ⅲ. ①妇科病-肿瘤-诊疗-问题解答 Ⅳ. ①R737.3-44

中国版本图书馆 CIP 数据核字(2017)第 112856 号

出　　版:天津科技翻译出版有限公司
出 版 人:刘 庆
地　　址:天津市南开区白堤路 244 号
邮政编码:300192
电　　话:(022)87894896
传　　真:(022)87895650
网　　址:www.tsttpc.com
印　　刷:天津市银博印刷集团有限公司
发　　行:全国新华书店
版本记录:700×960　16 开本　9 印张　90 千字
　　　　　2017 年 6 月第 1 版　2017 年 6 月第 1 次印刷
　　　　　定价:22.00 元

丛书编委会名单

名誉主编　王　平　李　强

名誉副主编　赵　强　刘　莉　高　明　郝继辉

　　　　　　张晓亮　黑　静　陈可欣　王长利

丛书主编　张会来

丛书编委　(按姓氏汉语拼音排序)

陈旭升　崔云龙　戴　东　胡元晶

刘　勇　齐立强　宋　拯　宋天强

宋玉华　王　鹏　王　晴　王晟广

杨吉龙　姚　欣　于海鹏　岳　杰

赵　博　赵　军　赵　鹏　赵金坤

郑向前　庄　严　庄洪卿

丛 书 序

随着我国社会经济的发展以及老龄化的加速,恶性肿瘤的发病率呈逐年上升的趋势, 已成为严重威胁人民生命与健康的首要疾病。我国肿瘤防控目标是降低发病率,减少死亡率。许多研究表明,肿瘤是可以预防或改善预后的,1/3 的恶性肿瘤可以预防,1/3 通过早期发现、诊断后可以治愈,另外 1/3 通过合理有效的治疗不仅可以改善肿瘤患者的生活质量,也可以使患者的生存期得到延长。但普通公众,一方面对于肿瘤的发生、发展等一般知识缺乏了解,很多人都谈癌色变;另一方面,对肿瘤诊断、治疗的水平的提高认识不足,认为肿瘤就是绝症,因而影响了预防及治疗。因此,提高健康意识、普及肿瘤防治相关科学知识是目前医务工作者和普通公众共同面临的一项艰巨任务。

天津医科大学肿瘤医院作为我国规模最大的肿瘤防治研究基地之一,以严谨求实的治学作风培养了一大批医学才俊。这套《医患交流·癌症防治与康复》系列丛书就是由该医院的优秀青年专家以科学研究与临床实践为依据,从普通公众关心的问题出发编写而成。对肺癌、胃癌、结直肠癌、食管癌、乳腺癌、恶性淋巴瘤,以及肝胆胰、妇科、甲状腺等常见肿瘤,从读者的角度、以问答的形式概述了各肿瘤病种的致病因素、临床表现,以及诊断、治疗、康复知识。其目的在于答疑解惑,交流经验,给予指导和建议,提高患者及公众对肿瘤防治的认识,克服恐惧,进而开展有利的预防措施,正确对待肿瘤的治疗方法,接受合理的康复措施。

本套丛书内容客观、全面,语言通俗、生动,科学性、实用性强,不失为医学科普书籍的最大创新亮点与鲜明特色。

中 国 工 程 院 院 士
中国抗癌协会理事长

前　言

　　妇女在人类社会和婚姻家庭中占有重要的地位，发挥重要的作用，关爱女性健康越来越成为人们的共识。妇科肿瘤占妇科疾病的大部分，妇科肿瘤不能单纯理解为妇科恶性肿瘤，因为其还包括妇科良性肿瘤、交界性肿瘤、癌前病变、恶变倾向的疾病等。随着治疗模式的变迁，既要治愈肿瘤，又要保护卵巢内分泌功能和(或)生育功能以及提高生活质量等，这是从保住性命到提高生活质量更美好的追求。在妇科肿瘤发生原因、预防措施、治疗方法，以及患者如何配合治疗、心理支持、护理常识等方面，广大群众有很多困惑或茫然，但过于专业的文章又使得大家理解困难。

　　本书以妇科肿瘤专业知识为基础，采用更能为广大群众所理解和深受欢迎的简单问答的形式，通过平实、浅显易懂的语言对妇科的常见肿瘤进行了介绍，对患者及家属关心的问题进行了回答。本书分别介绍了卵巢癌、输卵管癌及腹膜癌、子宫内膜癌、子宫肉瘤、宫颈癌前病变、宫颈癌、妊娠滋养细胞肿瘤、外阴及阴道恶性肿瘤等常见疾病的相关知识，每种疾病按照预防、诊断、治疗及康复的顺序介绍，特别对广大妇女关心的妇科肿瘤的早期发现、治疗中对生育功能的保留、对生活质量的影响等问题进行了介绍。可以从中顺利地了解每种妇科肿瘤的病因和危险因素，每种肿瘤的诊断、治疗都需要哪些必要的检查,治疗时该选择哪种治疗方案,如何配合医生进行治疗,手术前后该注意什么,饮食起居有哪些需要特殊注意的,每种肿瘤的康复情况,需要如何复查,肿瘤复发后该如何治疗等,方便读者阅读,帮助读者不断增强防病治病和保健护理的能力。

本书贴近生活,是一本有别于现行医学科普书籍的新颖医学普及读本。一问一答,简洁明了,通过阅读,能使读者掌握相关知识,加强自我保健意识;一旦患病,可尽早发现,及时治疗,早日康复,将疾病带来的损害降至最低限度;讲究实用,力求做到易读、易懂、易操作。一书在手,犹如请了一位家庭妇科肿瘤医学顾问,便于随时参考、查阅,这是一本非医疗人员能够找得到、看得懂的医学科普图书。

限于水平与时间,不足之处在所难免,希望广大读者批评、指正。

胡元晶

2017 年 3 月

目　录

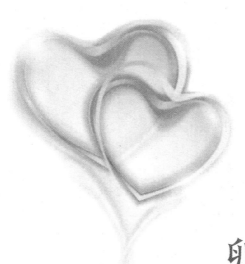

卵巢癌

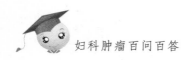
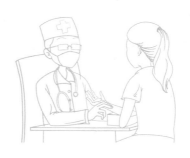

基础疑问

1 什么是卵巢癌？

发生于卵巢的恶性肿瘤。

2 卵巢癌离我们远吗？

卵巢癌是女性生殖器三大恶性肿瘤之一，约占女性生殖器恶性肿瘤的23%，占女性所有恶性肿瘤的2.5%~5%。

3 卵巢癌恶性程度高吗？预后如何？

由于卵巢位于盆腔深部，早期病变不易发现，一旦出现症状多为晚期。其死亡率居妇科恶性肿瘤首位。主要原因为70%的卵巢上皮性肿瘤就诊时已为晚期，治疗后70%的患者会复发，难以治愈。

4 卵巢癌的发生与哪些因素有关？

至今病因尚不清楚，有学者提出持续排卵的假说。5%~10%的卵巢上皮癌有家族史或遗传史。

5 月经时间跨度与卵巢癌的发生有关吗？

应该没有太直接的关系。

6 哪些人容易患卵巢癌？

遗产性乳腺癌和卵巢癌易感基因 BRCA1 和 BRCA2 基因突变的携带者；

乳腺癌或卵巢癌家族中的成员;只有乳腺癌家族史,但发病年龄早。

7 哪些不良生活习惯与卵巢癌的发生有关?

吸烟与卵巢癌的发生有关;有些研究表明过量饮用咖啡与卵巢癌的发生相关,但有争议。

8 情绪对卵巢癌的发生和发展有影响吗?

已有报道证实负性社会心理因素(如应激、抑郁等)是卵巢癌的发病危险因素。

9 超重与肥胖与卵巢癌的关系?

美国癌症研究所(AICR)和世界癌症研究基金会(WCRF)最新报告指出,女性体重与卵巢癌之间有着密不可分的关系,卵巢癌的风险会随着女性体重指数(BMI)的增加而上升;BMI 每增加 5 个百分点,患卵巢癌的风险就会增加 6%。

10 服用避孕药会引起卵巢癌吗?

口服避孕药可以降低卵巢癌的风险。

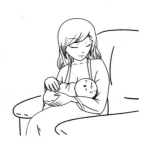

11 婚育、哺乳与卵巢癌的发生有关吗?

哺乳可以降低卵巢癌的发生。

12 工业污染与卵巢癌的发生有关吗?

卵巢癌可能与工业污染导致的环境中的致癌物增多有关。

13 哪些食物会增加患卵巢癌的风险?

高脂饮食与卵巢癌的发生有关。

14 卵巢癌有家族遗传性吗?

5%~10%的卵巢上皮癌有家族史或遗传史。

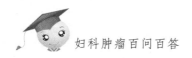
15 卵巢癌的具体预防措施有哪些？

应尽量避免上述危险因素的刺激；保持健康的生活方式；适时生育并坚持母乳喂养；对有明显家族史的后代，特别是 BRCA1 基因突变者，一旦确诊应严格进行终身监测(25 岁起，1 次/年，乳腺与盆腔磁共振)；若存在子宫内膜异位症应尽早治疗。

16 患卵巢癌风险增加的因素？

高龄发现卵巢肿物；有一个或数个卵巢癌或乳腺癌的亲属，基因异常，BRCA1、BRCA2 突变者，有遗传性非息肉性结直肠癌(Lynch 综合征)病史及相关基因者；未生产者；肥胖者。

17 患卵巢癌风险降低的因素？

使用药物避孕；妊娠及哺乳者；输卵管切除者(近年来研究表明，多数高级别上皮性卵巢癌起源于输卵管，因而输卵管切除者患卵巢癌的风险下降)。

诊 断 疑 问

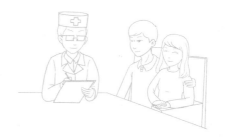

18 平时如何进行筛查？

确定卵巢癌的高危因素，定期进行阴道超声或彩色多普勒超声检查；必要时进行盆腔磁共振或 CT 检查及肿瘤六项检测 (CA125、CA19-9、HE4、AFP、HCG、CEA 等)。没有高危因素的妇女也应该每年进行一次常规妇科查体。

19 身体出现哪些征兆要重点排查卵巢癌？

腹胀、腹痛、尿频、消瘦等，尤其是50岁以上的绝经妇女，未婚、晚婚、未育、不育、未哺乳女性，使用促排卵药物的不孕症患者，高脂肪、高蛋白、高热量饮食的女性。

20 自己触摸到腹部包块一定是卵巢癌吗？

如在晨起排空膀胱及肠道后触及盆腔包块，应尽早到正规医院检查除外生殖道来源肿物，但并不一定就是卵巢癌。

21 超声提示卵巢囊肿应如何对待？多长时间复查？什么时间复查？

生育年龄妇女发现卵巢囊肿应月经后复查超声除外生理性囊肿，并检查肿瘤标志物；如为绝经后妇女发现卵巢囊肿，建议最好行腹腔镜检查。

温馨提示

如果超声反复提示囊实性肿物，建议行腹腔镜检查术，既可诊断亦可治疗。

22 如术中未提示卵巢恶性肿瘤，而术后病理是恶性肿瘤，如何选择下一步治疗？

应进行二次分期手术以明确分期，这有利于确定下一步治疗方案。

23 来影像检查对卵巢癌的诊断有多大意义？

阴道超声可以对卵巢肿物的位置、囊实性有初步认识；而阴道彩色血流多普勒超声可提高诊断的准确率；CT与磁共振成像对肿物的性质会有更明确的诊断，但费用昂贵。

24 血清肿瘤标志物对卵巢癌诊治有何意义？

● CA125为卵巢上皮性癌尤其是浆液性癌的首选标记物；虽然与手术病理分期呈正相关，但其在盆腔炎、子宫内膜异位症以及其他良性卵巢囊肿等妇

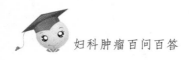

温馨提示

　　CA19-9 在成熟畸胎瘤、子宫内膜异位症中存在假阳性，因而不可以作为卵巢良恶性肿瘤的鉴别依据，但其在卵巢透明细胞癌、黏液性癌中高表达，可以作为观察疗效的良好指标。

科疾病，甚至 1%~2% 的正常个体也会有所升高，而近 20% 的卵巢恶性肿瘤患者并不升高，因而不能单以此肿瘤标志物确定是否患卵巢癌。

　　◎ CA19-9 是一种糖蛋白抗原，为消化道癌相关抗原，但在卵巢上皮性癌，特别是黏液性上皮癌组织中可以检测到。

　　◎ HE4（人附睾蛋白 4）被认为是对卵巢癌的早期诊断以及治疗后动态监测的新型标记物。有研究指出，CA125 联合 HE4 检测可以提高术前卵巢癌诊断的准确性。

　　◎ 甲胎蛋白（AFP）是胎儿发育早期由肝脏和卵黄囊合成的一种血清糖蛋白，胎儿出生后即消失。AFP 是卵巢恶性生殖细胞肿瘤敏感而特异的肿瘤标志物，尤其是在内胚窦瘤及胚胎癌中 AFP 更高，对于鉴别卵巢肿瘤的类别很重要。

　　◎ CEA（癌胚抗原）属于一种肿瘤胚胎抗原，属糖蛋白，在卵巢上皮癌中可表达。

　　◎ 颗粒细胞瘤、卵泡膜细胞瘤可以产生较高水平的雌激素，因而雌激素可作为这两种肿瘤的血清学标记物。

25 卵巢癌是如何分期的?

　　采用手术病理分期，根据肿瘤侵犯组织的范围而确定。Ⅰ期病变局限于卵巢或输卵管；Ⅱ期病变累及一侧或双侧卵巢或输卵管，伴盆腔转移；Ⅲ期病变累及一侧或双侧卵巢、输卵管，原发性腹膜癌细胞学或组织学证实盆腔以外腹膜播散或腹膜后淋巴结转移；Ⅳ期远处转移不包括腹膜转移。

26 卵巢癌的分期有何意义?

　　不同的期别术后辅助治疗（是否需要化疗及化疗的周期）不同，生存时间也不同。

27 **卵巢癌的病理分型在临床上有何意义?**

病理分型不同手术治疗方式及术后辅助治疗方案不同。

28 **什么是早期卵巢上皮癌?**

早期卵巢上皮癌是指 FIGO 分期为Ⅰ期和Ⅱ期的卵巢癌。

29 **早期卵巢癌也需要化疗吗?**

只有 FIGO IA 期且细胞分化好(G1)的卵巢癌可以不用术后化疗。早期卵巢癌如无完整手术分期、透明细胞癌、中低分化肿瘤、卵巢表面肿瘤生长、肿瘤破裂或包膜不完整、肿瘤与盆腔粘连、腹水或腹腔冲洗液阳性需要化疗。

30 **什么是交界性卵巢肿瘤?**

这是一类性质较为特别的卵巢肿瘤,具有下列特点:易发生于生育年龄;常为早期;在临床上有一定的恶性上皮癌的组织学特征,但缺少可确认的间质浸润,恶性程度低;化疗不敏感;多为晚期复发,复发时多为卵巢交界瘤。

31 **什么是恶性生殖细胞肿瘤?**

是指来源于胚胎性腺的原始生殖细胞而具有不同组织学特征的一组肿瘤。

32 **恶性生殖细胞肿瘤的治疗与预后是怎样的?**

恶性生殖细胞肿瘤多发生于年轻女性,多数为单侧;即使复发也很少累及对侧卵巢及子宫;有很好的肿瘤标志物检测(AFP、HCG、NSE);对化疗敏感,多数预后好于上皮性卵巢癌;其治疗的目的是治愈,年轻患者可以保留生育功能,术后要行辅助化疗。

33 **卵巢癌最易向哪些部位转移?**

容易发生表面种植转移到邻近的盆腹腔脏器,也可经淋巴转移,少数血行

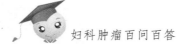

转移。

34 **治疗结束后如何监测卵巢癌的复发？**

应长期随访(术后 1~2 年,每 2~4 个月 1 次;术后 3~5 年,每 3~6 个月 1 次;5 年后每年 1 次)。

35 **卵巢癌治疗后每次复查需做哪些检查？**

每次均需做盆腔检查;肿瘤标志物的检测(NSE、HCG、AFP);影像学检测(超声、CT、MRI,有条件者可选择 PET-CT);对特殊类型的卵巢恶性肿瘤需进行类固醇激素的测定(雌激素、雄激素、孕激素)。

36 **什么是 PET-CT 检查？对卵巢癌的诊断有意义吗？**

是由 PET 提供病灶详尽的功能与代谢分子信息,而 CT 提供病灶的精确解剖定位,一次显像可获得全身各方位的断层图像,具有灵敏、准确、特异及定位精确等特点。有助于对卵巢肿物进行定性和定位诊断。

37 **卵巢癌的影像学检查有哪些？各有什么利弊？**

超声对于盆腔包块的检测有重要意义,可描述肿块大小、部位、质地等;盆腹腔 CT 及 MRI 对判断卵巢周围脏器的浸润、有无淋巴转移、有无肝脾转移或确定手术方式有参考价值;胸腹部 X 线片,对判断有无胸腔积液、肺转移和肠梗阻有诊断意义。

38 **卵巢癌的诊断金标准是什么？**

组织学病理,即手术切除卵巢肿物后做病理检查得出的结果。

39 **为什么卵巢癌发现时多为晚期？**

因卵巢位于盆腔,比较隐秘,早期无明显症状所以发现困难。多数病例因自觉腹胀等症状才发现卵巢肿物,但已到晚期,因而定期妇科体检是非常重要的。

40 **什么是完全缓解、部分缓解、疾病稳定和疾病进展？**

● 完全缓解(CR)：指所有的影像学检查可测量的病灶均消失，且 CA125 降至正常至少维持 4 周以上。

● 部分缓解(PR)：指所有病灶两垂直直径乘积的和减少>50%，至少维持 4 周以上。

● 疾病稳定(SD)：指病灶无变化或缩小未达到部分缓解的程度或增加未达到疾病进展的程度。

● 疾病进展(PD)：指出现新的病灶或任何一病灶两垂直直径乘积的和增大>50%以上。

41 **无影像学可测量病灶仅有 CA125 水平升高的疾病转归标是什么？**

CR：CA125 降至正常至少维持 4 周以上。PR：每 2 次抽样检测血清CA125 下降 50%，有 4 次血清抽样证实；或者 3 次血清 CA125 下降，超过75%也可以确定(最后一次抽样距第一次抽样时间应大于 28 天)。SD：CA125 维持在原水平无变化或下降程度未达到部分缓解。PD：3 次抽样 CA125 上升，伴有症状出现；或者 4 次 CA125 上升，但无症状的变化。

42 **什么叫畸胎瘤？**

由多胚层组织构成，偶见只含一个胚层成分。肿瘤组织多数成熟，少数未成熟；多数为囊性，少数为实性；肿瘤的良恶性及恶性程度取决于组织分化程度。

成熟畸胎瘤又称皮样囊肿，属良性肿瘤，占卵巢肿瘤的10%~20%，生殖细胞肿瘤的85%~97%，畸胎瘤的 95%以上。可发生于任何年龄，以 20~40 岁者居多，多为单发，恶变率为 2%~4%。

温馨提示

未成熟畸胎瘤属恶性肿瘤，恶性程度根据未成熟组织所占比例、分化程度及神经上皮含量而定，该肿瘤复发及转移率均高。

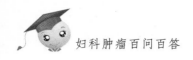

妇科肿瘤百问百答

43 卵巢转移性肿瘤？

占卵巢肿瘤的 5%~10%。体内任何部位如乳腺、肠、胃、生殖道、泌尿道等的原发性癌，均可转移到卵巢。库肯勃瘤（印戒细胞癌）是一种特殊的卵巢转移性腺癌，原发部位为胃肠道，肿瘤为双侧性，中等大小。

治疗原则

缓解和控制症状；若原发灶已切除且无其他转移和复发迹象，转移瘤仅局限于盆腔，可行全子宫＋双附件切除术，尽可能切除盆腔转移灶，术后配合化疗或放疗。

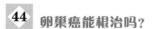

治 疗 疑 问

44 卵巢癌能根治吗？

多数非常早期（ⅠA 期）的上皮性卵巢癌、恶性生殖细胞肿瘤是可以治愈的。

45 卵巢癌适合行腹腔镜手术吗？

腹腔镜下的卵巢癌手术是难度最大的一类手术。绝大多数妇瘤科专家不主张用腹腔镜治疗晚期卵巢癌。腹腔镜手术一般仅适用于ⅡC 期以前的早期卵巢上皮性癌和生殖细胞肿瘤。

卵巢癌的腹腔镜手术仅用于以下几个方面
- 明确卵巢癌的诊断及病情程度的评估。
- 早期卵巢癌全面分期手术：包括卵巢癌的腹腔镜的探查活检术，腹腔镜下大网膜全子宫双附件盆腔及腹主动脉旁淋巴结切除术。
- 卵巢癌的腹腔镜再分期手术。
- 晚期卵巢癌评估先行手术治疗或新辅助化疗后再手术。

46 什么情况下可以保留生育功能？

卵巢恶性肿瘤是妇科恶性肿瘤中死亡率最高的一类肿瘤。不同组织类型的卵巢恶性肿瘤临床表现不同,处理和预后亦不尽相同。卵巢恶性肿瘤保留生育功能的手术和治疗取决于患者的年龄、组织类型及分期。

47 患卵巢上皮性癌就不可以保留生育功能了吗？

卵巢上皮癌必须具备以下条件才可以保留生育功能

- 患者年轻<35 岁,渴望生育。
- ⅠA 期。
- 细胞分化好(G1)。
- 对侧卵巢外观正常,活检病理阴性。
- 腹腔细胞学阴性。
- 高危区域(子宫直肠陷窝、结肠侧沟、肠系膜、大网膜、腹膜后淋巴结)探查及多点活检均阴性。
- 有随诊条件。
- 完成生育后视情况再行手术。

48 患卵巢恶性生殖细胞肿瘤就一定可以保留生育功能吗？

保留生育功能是卵巢恶性生殖细胞肿瘤治疗的基本原则，而且不受期别的限制。

49 保留生育功能的卵巢恶性肿瘤手术方式是什么？

就是切除患侧附件+肉眼可见病灶+对侧卵巢活检+盆腹腔腹膜活检+大网膜切除+盆腔腹主动脉旁淋巴结切除。

50 卵巢癌的个体化治疗是什么？

因为卵巢癌的发病是多元素的，基础治疗即完全彻底的分期手术或减瘤术,是一切治疗的基础,在完全减瘤的基础上再根据患者的具体身体情况及病理、病情制订不同的放疗、化疗方案。

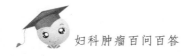

51 卵巢癌的治疗方式有哪几种？

手术治疗是卵巢癌治疗的首选,然后再进行进一步的化疗。对特殊类型的卵巢癌亦可加用放疗及靶向治疗等。

52 什么是卵巢癌的新辅助化疗？

是指在明确诊断卵巢癌但临床评估不能做到满意的肿瘤细胞减灭术时,选择相应有效的化疗方案给予患者有限疗程的先期化疗,待肿物缩小可以行满意减瘤术后,再进行肿瘤细胞减灭术。

53 卵巢癌的全面分期手术指的是什么？

> **温馨提示**
>
> 近年来,随着腹腔镜技术的发展,早期卵巢癌分期手术亦可由有经验并熟练掌握腹腔镜技术的妇科肿瘤医生在腹腔镜下完成,而且手术损伤小、术中出血量少且术后恢复快,有利于尽快接受下一步治疗。

传统的卵巢癌分期手术需开足够大的纵切口,全面探查,留取腹水或腹腔冲洗液查找肿瘤细胞,切除全子宫和双侧卵巢输卵管、切除大网膜、切除可能潜在转移粘连组织及可疑病灶、切除脉旁腔及腹主动脉旁淋巴结,并取双侧结肠旁沟、子宫直肠窝和膀胱顶部腹膜活检,横膈细胞学检查。

54 卵巢癌减灭术指的是什么？

手术中尽最大努力切除原发灶及一切转移瘤,使残余病灶直径<1cm或无肉眼残留病灶(满意的肿瘤细胞减灭术)。

55 卵巢癌的中间减灭术指的是什么？

对于某些晚期卵巢癌病例,术前评估、术中评估或腹腔镜评估难以达到满意的肿瘤减灭术,可进行3~6个疗程先期化疗,再行肿瘤细胞减灭术。这样的手术称为卵巢癌的中间减灭术。

56 晚期卵巢癌还有治疗的意义吗？

卵巢癌发现时大多是晚期，多数卵巢癌手术及术后化疗病情能够得到控制与缓解，延迟生存期，所以不能轻易放弃治疗。

57 卵巢癌的姑息化疗方式是什么？

主要用于复发肿瘤的治疗，目的是控制肿瘤生长，改善生活质量，延长生存时间。

58 卵巢交界性肿瘤保留生育功能安全吗？

年轻患者单侧卵巢交界肿瘤可以保留生育功能；对双侧卵巢交界恶性肿瘤，只要有正常卵巢组织存在，亦可保留生育功能；对于期别较晚的卵巢交界恶性肿瘤，只要对侧卵巢和子宫未受累，无外生乳头结构及浸润性种植也可考虑保留生育功能。

59 何为卵巢癌的一线化疗药、二线化疗药？

一线化疗药是指以铂类为基础的化疗；而二线化疗药多指复发或铂类耐药而更换有效的卵巢癌治疗药物的化疗。

60 卵巢癌能进行内分泌治疗吗？

他莫昔芬及甲地孕酮可应用于部分晚期复发的卵巢癌的治疗。

61 什么是卵巢癌的靶向治疗？

靶向治疗是依据肿瘤细胞生物学特点，针对肿瘤细胞生长繁殖某些环节为靶点的治疗，目前应用于卵巢癌的靶向治疗药物包括贝伐单抗。

62 基因检测BRCA1/2突变阳性，需预防性切除卵巢吗？

近绝经期40岁以上者可以考虑切除。但切除后仍有极少数人得原发性腹膜癌。

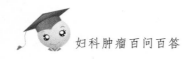

63 手术(完全肿瘤分期)后肿物完全切除干净无残余肿瘤还需治疗吗?

只有ⅠA期细胞分化好(G1)的卵巢上皮性癌、早期的无性细胞瘤和G1级的FIGO分期ⅠA期的未成熟畸胎瘤不需进一步治疗,其他均需治疗。

64 手术后多久进行化疗?

根据患者术后恢复情况,最晚不超过术后3周应开始化疗。

65 哪些患者需要做新辅助化疗?

术前全面评估患者可能无法行满意减瘤术,而且术前有明确的病理诊断。先行新辅助化疗后以减少肿瘤负荷,提高手术质量,改善患者预后。

66 妊娠期间发现卵巢肿物怎么办?

妊娠期患者较年轻,多数合并卵巢肿瘤为良性肿瘤。有强烈生育要求的妇女,妊娠早期发现附件肿物应严密随诊至妊娠中期,不急于处理,除非出现急腹症;妊娠合并卵巢恶性肿瘤极其少见,其处理原则要考虑孕妇及胎儿两个方面,但应以孕妇的预后因素为主。术中根据病理类型及期别决定手术范围。

67 剖宫产时发现卵巢癌怎么办?

与未孕时处理方法一致。应尽量做到完全治疗分期手术。

68 卵巢癌复发的高危因素有哪些?

卵巢癌期别越晚越容易复发;病理分级越低预后越差;初次手术减瘤越彻底复发概率越小;浆液性癌、透明细胞癌较黏液性癌和子宫内膜样癌易复发;腹膜后淋巴结转移预后差;肿瘤减灭术后4周CA125水平下降不满意(不及术前的50%)或术后2个月未降至正常易复发。

69 化疗真的是"一化了之"吗?

化疗作为全身性的治疗措施,能有效控制肿瘤生长、扩散和转移,对一些化疗高度敏感的妇科恶性肿瘤通过化疗可以达到减少复发、延长生存期的目的。

70 如何应对化疗时的恶心、呕吐？

化疗前半小时予止吐药物治疗，严重时最多可予每日3次；酌情加用激素或镇静治疗；适当补液或静脉高营养。

71 化疗患者饮食需注意些什么？

食用清淡高营养、高蛋白、高维生素食物，不食用牛羊肉及海鲜食物以免发生过敏，也不食用烟熏、含有亚硝酸盐食物，还有少吃油炸、辛辣、腌制食物，不吸烟、不饮酒，忌暴饮暴食。

> **温馨提示**
> 不食或少食高剂量乳糖以及过多的动物脂肪。

72 化疗为何会脱发？可以避免脱发吗？

紫杉醇类及铂类化疗药物均有脱发的副反应，无法避免；但停止化疗后会重新生发。

73 化疗反应越大越有效吗？

无相关性。

74 老年患者有什么特点？可以耐受化疗吗？

因老年患者体质差，应根据不同个体特点选择适当的化疗方式；年龄大的患者可以选择周疗。

75 化疗可以和靶向治疗联合吗？

目前分子靶向治疗多数应用于复发性卵巢癌，多联合化疗一起使用。目前亦有初治患者参加临床试验(化疗同时加用贝伐单抗)。

76 为什么要通过大的血管输注化疗药物？

因化疗药物有血管刺激作用，一旦外渗可引起局部皮肤毒性。故建议选择

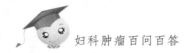

大的血管输注化疗药物。

77 患者化疗期间应注意做好哪些防护和观察？

化疗前做好各项化验,化疗期间严密监测化疗的副反应,注意多饮水。注意天气变化,适当增减衣物,避免感染。

78 卵巢癌需要放疗吗？

卵巢无性细胞瘤和颗粒细胞瘤,由于其对放疗敏感,术后可予放疗;而卵巢上皮性癌一般先行化疗后,才可放疗;或肿瘤化疗效果不佳时;辅助放疗。

79 靶向治疗有效吗？

靶向治疗是完成一线化疗后的维持治疗,能延长患者的无进展生存期,但对总体生存率的作用有限。

80 卵巢癌患者可以进行中药辅助治疗吗？

可以应用中药以提高免疫力。

81 卵巢癌可以通过中药偏方治愈吗？

目前没有明确的治疗卵巢癌的偏方。

82 是否可以吃冬虫夏草、海参等补品？

患者治疗后可以适当服用天然的食疗补品。

83 复查期间肿瘤标志物波动需要担心吗？

复查期间肿瘤标志物波动不代表治疗失败,如无明显临床病灶出现,不必过度紧张而过早干预。

84 复查期间肿瘤标志物高于正常就是复发吗？

卵巢癌复发是指经过满意的肿瘤细胞减灭术和正规足量的化疗达到临床完全缓解,停药半年后临床上再次出现肿瘤复发的证据,视为复发。

卵巢癌复发的证据和迹象

- CA125 升高。
- 出现胸腹水。
- 体检发现包块。
- 影像学检查发现肿块。
- 不明原因肠梗阻。

只要存在上述两项就要考虑是否复发，复发的诊断最好有病理的支持。

85 复查期间肿瘤标志物升高需要马上治疗吗？

在卵巢癌复发时，一般 CA125 升高较临床出现可测量病灶早 3~6 个月，平均约 4 个月，因此，对单纯CA125升高而无可测量病灶的患者何时实施化疗一直存在争议。

有人主张尽早化疗的理由是治疗越早对化疗越敏感，延期化疗会加重患者的心理负担。然而多数是一种姑息性治疗，不可能使疾病治愈，不必过早开始。

有研究显示，复发时 CA125 的水平高低对治疗后患者中位生存期无影响，复发时的 CA125 水平并不能作为一个有意义的预测生存期的指标。对卵巢癌复发后治疗时机的临床研究显示，提早化疗降低了患者的生活质量，而总生存期与延期化疗组无显著差异。

温馨提示

无证据表明，CA125 升高时行早期姑息性化疗较出现临床可见癌灶时再给予化疗能给患者带来更多的益处。提早给予化疗反而会加重各种不良反应，降低患者的生活质量，并且会缩短无化疗间歇期，故目前多数学者认为肿瘤标志物持续升高伴肿物再次出现后再开始治疗。

86 卵巢癌复发后如何治疗？

(1)首先向大夫提供前次治疗的详细经过。

(2)对复发进行分型。

- 化疗敏感性：对初期以铂类药物为基础的治疗有明确反应，且已经达到

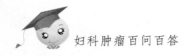

临床缓解,停用化疗 6 个月以上病灶复发。

● 化疗耐药性:患者对初期以铂类药物为基础的治疗有反应,但在完成化疗相对短的时间内证实复发,一般认为完成化疗后 6 个月内的复发考虑为铂类耐药。

● 顽固型:指在初期化疗时对化疗有反应或明显反应的患者中发现有残余病灶,例如"二探阳性"。

● 难治型:是指对化疗没有产生最小有效反应的患者,包括在初始化疗期间肿瘤稳定或肿瘤进展者。大约发生于 20%的患者,这类患者对二线化疗的有效反应率低。

(3)对复发灶进行定位分析。

(4)对患者生活质量及重要脏器功能进行评估;总的治疗原则应该个体化,分层进行治疗。

87 复发型卵巢癌还可以手术吗?

复发性卵巢癌的手术治疗主要用于以下 3 个方面:①解除肠梗阻;②停止治疗>12 个月复发灶的减灭;③有可以切除的孤立的复发灶。

88 复发性卵巢癌什么情况不可以选择再次肿瘤减灭术?

(1)完成一线化疗后,治疗后>12 个月以上的复发。

(2)残余瘤或复发灶有完整切除的可能。

(3)对先前的化疗有很好的反应。

(4)患者年龄较轻,有很好的生活状态评分。但术前需对患者进行 PET-CT 检查,评估复发病灶切净程度,选择性进行再次肿瘤减灭术,使患者获益最大。

89 卵巢癌晚期恶病质如何处理?

减少患者的痛苦,对症止痛处理,静脉高营养治疗。

90 卵巢癌晚期肠梗阻如何处理?

姑息性的保守治疗是较为合适的选择(激素、止痛药、止吐药、胃肠减压和

TPN 等），对部分病例可行肠造瘘术以暂时缓解肠梗阻。

91 **吗啡类止痛药导致恶心、呕吐、便秘怎么办?**

可以通过饮食调节,必要时可予缓泻药治疗。多吃新鲜蔬菜、水果、酸奶等,必要时用开塞露、肠动力药等。

92 **参加临床试验有意义吗?**

对复发难治性卵巢癌可以考虑参加临床试验。

93 **化疗期间如何应对口腔溃疡?**

保持口腔清洁,盐水漱口,用青黛散、锡类散或口腔溃疡散涂患处。

94 **化疗相关副反应有哪些?**

不同药物相似的毒副反应,如骨髓抑制(白细胞、血小板降低,贫血)、脱发、胃肠道不适、恶心、呕吐、肝肾功能损害、乏力、过敏反应等。

温馨提示

还有一些特定药物相关的毒副反应,如紫杉醇引发外周神经反应,表现为足底发麻;脂质体阿霉素引发的手足综合征,表现为手掌和足底皮肤潮红甚至脱皮破溃等。

康复疑问

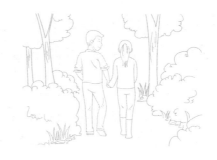

95 **定期复查有意义吗?**

做了长期治疗以后,还要定期到医院检查,包括全身的体格检查,重点是腹

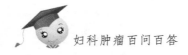

部、盆腔和淋巴结方面的检查以及胸片的检查,一定要做肿瘤标志物的检查。

96 治疗后老是担心复发有意义吗?

卵巢癌治疗后自我保健需重视,但应合理,患者应积极与医生配合。

97 卵巢癌治疗后可以工作吗?

应在治疗后身体恢复后再开始工作,但应避免过度劳累的工作。

98 年轻保留生育功能的患者何时可以生育?

术后如无需进一步治疗,身体恢复后即可。

99 卵巢癌术后可以进行夫妻生活吗?

应在手术伤口恢复后,并且患者身体状况允许的情况下进行。

100 家庭成员该如何对患者进行心理疏导和日常照顾?

尽量不要过多地诱导与恐慌;保持健康的饮食与心态;劳逸结合,规律地生活。

101 患者治疗后还需要注意些什么?

卵巢癌术治疗后要注意钙的补充;因雌激素水平下降,易发生钙的吸收不足。

102 患者贫血时,如何调节饮食?

多食用富含铁的食物及瘦肉、大枣、花生等。

103 患者如何进行自我心理调适?

避免生气,不要过多关注网上有关生存率、复发等的信息,这些对个体来说没有任何意义,要放松心情。

104 回家后,患者可以参加哪些活动?

不感到乏力的情况下适当做家务劳动。

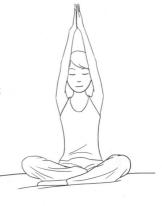

105 患者能进行哪些体育锻炼？

不要做剧烈活动,适当选择自己喜欢的且不感到乏力的活动,如散步、简单瑜伽等。

106 卵巢癌合并糖尿病如何进行饮食调理？

化疗会加重糖尿病,治疗期间一定要监控血糖。

107 卵巢癌治疗后可激素替代治疗吗？

目前研究发现,恶性生殖细胞瘤及交界性肿瘤可以应用激素替代治疗,但是颗粒细胞肿瘤不可以应用。

108 卵巢癌术后有些患者出现抑郁症需专科医生诊治吗？

卵巢癌患者术后因双侧卵巢切除及术后化疗,易出现雌激素水平下降,情绪波动,有的患者因自己的疾病感觉委屈,抑郁。轻度可以通过心理安慰进行纠正,严重的则需进行专科就诊。

温馨提示

目前的研究认为,绝经后高水平的促性腺激素对卵巢上皮细胞的持续性刺激是促使其恶变的原因之一,但目前并无足够的证据充分证明卵巢癌治疗后进行激素替代治疗会增加肿瘤复发的风险或降低其无瘤存活期或生存期,所以有关激素替代治疗的问题应与患者充分沟通。

109 卵巢癌术后需要忌口吗？

卵巢癌手术一般需要肠道准备,术前3日左右仅可以进食无油无渣的半流质食物,因有一些患者病情原因食欲欠佳,多日进食较差。由于手术范围大,术后肠道功能比较脆弱,建议逐步添加饮食。排气前可以进食流质,如藕粉、米汁等;排气后可以进食半流质,逐步添加米粥、面汤、蔬菜、蛋羹等;等到可以顺利排出成形大便后,可以进软食直至普通饮食。

饮食的添加是逐步的,低脂少油、少量多餐为好。既要营养丰富,又要注意

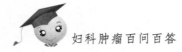

好消化。

温馨提示

临床上患者饮食护理多有不周，如告知可以进食半流质时，患者喝了豆粥；告知可以进食鸡蛋、肉末，患者吃了煮蛋或大肉丸；告知可以吃软食的时候，患者吃了一大块奶油蛋糕，有的家属甚至给患者添加很多保健品，这些都是不可取的。日常饮食即可，不一定要吃多么特殊的食物，也不要吃海鲜等容易过敏的食物。

110 卵巢癌术后需要运动锻炼以恢复体力吗？

卵巢癌手术范围较大，术后鼓励患者适度活动。首先，多做深呼吸，使劲呼气排出肺底沉积的气体后，就会自然地吸入新鲜空气，这样会减少痰液的产生，避免发生坠积性肺炎。有的患者因为术中麻醉、插管，咽部不适，可以含一些利咽含片。其次，鼓励患者多做翻身活动，视恢复情况，适时下床活动。再次，适当活动下肢，减少血栓

温馨提示

总体来说，鼓励尽早开始活动，以轻微适度为宜。活动有助于恢复体力，增强抗病信心。

症的发生，患者手术当日，家属帮助其按摩下肢，麻醉完全苏醒后鼓励患者活动脚踝，下地走动。

滋养叶细胞疾病

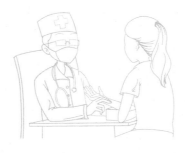

基础疑问

1 什么叫妊娠滋养细胞疾病？什么叫妊娠滋养细胞肿瘤？

妊娠滋养细胞疾病是一组来源于胎盘绒毛滋养细胞的疾病，包括葡萄胎、侵蚀性葡萄胎、绒毛膜癌（简称绒癌）和一类少见的胎盘部位滋养细胞肿瘤、上皮样滋养细胞肿瘤。

温馨提示

各种滋养细胞疾病的发生相互之间存在一定联系。除葡萄胎是良性疾病外，其余统称为妊娠滋养细胞肿瘤。

2 请问滋养细胞肿瘤是癌症吗？

妊娠滋养细胞肿瘤，是具有程度不同的恶性行为的，需要医院根据病情甚至取组织做病理检查才能明确诊断的。如果治疗得当，定期复查，病情预后良好，不要有心理负担。

3 妊娠滋养细胞肿瘤与妊娠的关系？

妊娠滋养细胞肿瘤 60% 继发于葡萄胎，30% 继发于流产，10% 继发于足月妊娠或异位妊娠。

4 妊娠滋养细胞肿瘤常见转移部位是哪里？

妊娠滋养细胞肿瘤主要经血液播散，转移发生早且广泛。最常见的转移部位是肺，其次是阴道、盆腔、肝和脑。

5 什么是葡萄胎？

葡萄胎是一种良性滋养细胞疾病，是妊娠后胎盘绒毛滋养细胞增生，间质水肿转变为水泡,水泡间相互连接成串,形如葡萄状,所以叫葡萄胎。

6 葡萄胎的病因是什么?

目前该病的具体病因尚不清楚,可能与营养缺乏、内分泌失调、病毒感染、空卵受精、染色体变异等因素有关。年龄越大,葡萄胎发病率越高。

7 得了葡萄胎就一定会发展成恶性的吗?

葡萄胎后有 10%~20% 的患者可能发展,演变为恶性葡萄胎或绒毛膜癌,大多数葡萄胎都是良性的,无需焦虑。

8 葡萄胎分为几种类型?

葡萄胎分为两类,即完全性葡萄胎和部分性葡萄胎。

9 什么叫完全性葡萄胎?什么叫部分性葡萄胎?

完全性葡萄胎是指胎盘绒毛全部受累,无胎儿及其附属物,宫腔内充满水泡。部分性葡萄胎仅部分胎盘绒毛发生水泡状变性,宫腔内尚有存活或已死的胚胎。也有部分性葡萄胎正常胎儿足月分娩的报道。

10 葡萄胎跟男方有关系吗?

通过细胞遗传学结合病理学研究证明,完全性葡萄胎的染色体基因组是父系来源,即所谓空卵受精。部分性葡萄胎核型常是三倍体,来自一个正常卵子与双精子受精,由此带来一套多余的父方染色体成分;也可由一个正常的单倍体卵子(或精子)与减数分裂失败的二倍体配子结合所致。

11 葡萄胎是癌症吗?

葡萄胎不是癌症。葡萄胎是一种因妊娠引起的疾病。正常妊娠子宫腔内应是胎儿与胎盘,而葡萄胎患者的子宫内却没有胎儿与胎盘,而是充满了无数大小不等的水泡状组织,因这些水泡成串,酷似葡萄而得名。绝大多数的葡萄胎是良性的。

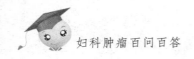

12 女人怀孕都可能会得葡萄胎吗？

不是每个女性都会患此病。但处于生育期的女性都有可能得葡萄胎，过于年轻或过于高龄的孕妇多见。这种病的确切病因现在尚不明了。

13 葡萄胎好发年龄是多大？

年龄大于 40 岁或小于 20 岁均是葡萄胎发生的高危因素，这两个年龄段的妇女易有受精缺陷。

14 什么叫卵巢黄素化囊肿？

怀孕后大量 HCG 刺激卵巢细胞发生黄素化而形成囊肿，成为卵巢黄素化囊肿。常常双侧卵巢都有，有大有小，一般患者没有感觉，多数是由 B 超发现的。葡萄胎患者血 HCG 较正常妊娠高，因而卵巢黄素化囊肿发生概率远高于正常妊娠。

15 什么是侵蚀性葡萄胎？

侵蚀性葡萄胎是指葡萄胎组织侵入子宫肌层或转移至子宫以外，为恶性滋养细胞肿瘤。侵蚀性葡萄胎均来自良性葡萄胎，多数发生在葡萄胎清除后半年内。

16 滋养叶细胞能进入母血，葡萄胎和正常怀孕有什么不同？

葡萄胎和正常妊娠的滋养上皮细胞都能进入母体血循环，而在身体其他部位发现，但正常怀孕者并不造成任何破坏性病损。良性葡萄胎的绒毛上皮当然也可脱落随血运到身体其他部位，犹如任何破坏性炎栓子的游走和定居，但不起局部破坏作用。

> **温馨提示**
> 葡萄胎的绒毛与正常妊娠的滋养上皮虽然同样可以进入血液循环，同样无局部破坏作用，但存在发生侵袭性葡萄胎的可能。

17 怀孕也可以继发癌症吗？

绒癌是绒毛膜癌的简称，是一种恶性滋养细胞肿瘤，可以继发于葡萄胎、流产、足月妊娠或异位妊娠等多种妊娠。早期即可通过血行转移至全身,破坏组织及器官,以致患者死亡。是的,怀孕也可能继发癌症。为了减少这种疾病的发生率,不打算要宝宝的女性朋友们一定要好好避孕。

18 有过怀孕,出现阴道淋漓出血会是绒癌吗?

大多育龄期妇女都有过妊娠经历,但对于一般的怀孕后女性,绒癌的发病率不到 10 万分之一,概率是很低的。出现阴道出血,更多的是功能失调性的。

19 绒癌是可以治愈的癌症吗?

得知患上恶性滋养细胞肿瘤——绒癌,可能大多数人都会觉得这是一个天大的悲剧。可是从 20 世纪 80 年代,在我国著名的妇产科专家的努力下,绒癌已成为世界上第一个能彻底治愈的肿瘤,甚至不用手术,仅仅需要使用药物治疗。

> **温馨提示**
> 目前,伴有转移患者的持续缓解率可达 90%,病变局限于子宫者的持续缓解率几乎为 100%。所以业界又有了"如果一生必须得一次癌,就祈求得绒癌,因为绒癌能够治愈"之说。

20 没有经过妊娠的人可能患绒癌吗?

绒癌分为妊娠性和非妊娠性两种。妊娠性绒癌继发于正常妊娠或异常妊娠后,也就是由怀孕引起的。多见于生育年龄的妇女,尤以 25~35 岁为发病高峰。非妊娠性绒癌在男女中均可发生,且常常同时并存其他恶性肿瘤,预后较妊娠性绒癌差。

21 绒癌很凶险吗?

绒癌病程短,肿瘤侵蚀性强,救治不及时,有时甚至会危及生命。绒癌细胞会顺着血液运行转移到身体各处,且转移速度快,半年内就能侵占其他脏器。有的患者是因为脑转移出现昏迷,才被送去急救的。

22 什么时候应该想到可能患上绒癌?

凡葡萄胎、产后或流产后不规则阴道流血,子宫不能如期恢复正常大小,

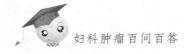

较大而软,这时候应该想到绒毛膜癌的可能。

23 什么是胎盘部位滋养细胞肿瘤?

胎盘部位滋养细胞肿瘤(PSTT)是指来源于胎盘种植部位的一种特殊类型的滋养细胞肿瘤,病理形态及生物学行为与其他滋养细胞肿瘤有诸多不同。较少见,近些年来颇受重视。患者预后良好,少数可发生转移。

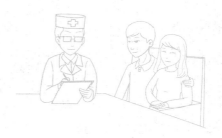

诊断疑问

24 葡萄胎有什么症状?

生育年龄妇女月经过期,出现恶心、呕吐等早孕反应,但常较一般为重。由于葡萄状物与子宫壁剥离而引起阴道出血,或持续不断,或间断反复发生,时多时少。有时在血块中可见到一些葡萄样的大小不等的水泡状物,如大片脱落可引起阴道大出血。

25 葡萄胎什么时候能检查出来?

一般怀孕后 7~8 周即可检查明确。B超检查是发现本病的一种重要手段。正常的妊娠可以在超声下见胎心搏动,而葡萄胎则见充满弥漫分布的光点和小囊样无回声区,成落雪状图像。

温馨提示

半数患者可发现腹部明显增大,与妊娠月份不符,往往妊娠 2~3 个月而腹部却像 4~5 个月大小,且无胎动。少数患者由于葡萄状物坏死或部分排出,子宫也可与妊娠月份相符,甚至小于妊娠月份。有些患者还可出现高血压、水肿、蛋白尿等现象。因此,凡有月经过期、出现阴道流血或腹部增大迅速等现象,即应去医院检查。

26 **怎么确诊葡萄胎？**

葡萄胎初诊需要 B 超，宫腔内显示落雪状。清宫术后，需要病理检查，这样才能确诊。另外，血 HCG 检测也能辅助诊断。

27 **怀孕了 B 超未见胎囊，但查出宫腔内回声光团就一定是葡萄胎吗？**

怀孕后有些患者的超声检查没有明显的葡萄胎征象，但没有胎囊、胎芽、胎心等，只是一团光团，甚至血流情况也可疑，但不一定就是葡萄胎。清宫术后病理显示只是死亡的胚胎。

28 **流产后是否需要监测血 HCG？**

需要监测 HCG，特别是一些流产患者未见明显绒毛的，需要密切监测血 HCG。

29 **刮宫时发现水泡样物就一定是葡萄胎吗？**

刮宫时发现水泡状的组织，不一定就是葡萄胎，有时怀孕的绒毛水肿形成类似的水泡，病理检查可以鉴别。

30 **怎样预测恶性葡萄胎？**

葡萄胎排空后血 HCG 的消退规律对预测其自然转归非常重要。正常情况下，葡萄胎排空后血 HCG 稳定下降，平均 9 周降至阴性，最长不超过 14 周。如果葡萄胎排空后血 HCG 下降缓慢或下降后又上升，则需要警惕。

31 **滋养细胞肿瘤（恶性葡萄胎／绒癌）是怎样诊断的？**

根据血 HCG 水平诊断滋养细胞肿瘤，需影像学和组织学证据支持诊断。

（1）葡萄胎后滋养细胞肿瘤诊断标准。至少 4 次（第 1，7，14，21 天）或更多升高的血 HCG 水平呈平台（+/− 10%），或连续的血 HCG 水平上升（大于 10%）达 2 周（第 1、7、14 天）或更长。X 线胸片诊断肺转移。

（2）非葡萄胎妊娠后滋养细胞肿瘤诊断标准。流产、分娩、异位妊娠后 4 周以上，血 HCG 水平持续高水平，或曾经一度下降后又上升，已排除残留或再次妊娠。

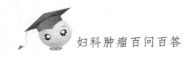
32 葡萄胎清宫后血 HCG 下降后又上升就一定是恶性葡萄胎或绒癌吗?

葡萄胎清宫后血 HCG 下降后又上升,首先要确认清宫是否完全。如果清宫有残留的组织,可能因为组织继续生长而造成血 HCG 升高。还需排除再次妊娠的可能,建议患者葡萄胎清宫术后一定要严格避孕。

33 绒毛膜癌与侵蚀性葡萄胎临床诊断有什么区别?

通常情况下在葡萄胎后 6 个月内出现的称为侵蚀性葡萄胎。侵蚀性葡萄胎仅继发于葡萄胎后。绒毛膜癌是一种高度恶性的肿瘤,继发于葡萄胎、流产或足月分娩以后。凡流产、分娩、异位妊娠后出现症状或转移灶,并有血 HCG 升高,可诊断为绒癌。

温馨提示

葡萄胎后 1 年以上发病者,临床可诊断为绒癌;半年至 1 年内发病,则患侵蚀性葡萄胎和绒癌均有可能,需经组织学检查鉴别。

34 侵蚀性葡萄胎和绒癌的组织病理学如何区别?

不管是侵蚀性葡萄胎或绒癌,在显微镜下均可见是细胞滋养细胞和合体滋养细胞组成。若在子宫肌层内或子宫外转移灶组织中见到绒毛或退化的绒毛阴影,则可诊断为侵蚀性葡萄胎;若仅见成片细胞滋养细胞和合体滋养细胞浸润及坏死出血,未见绒毛结构者,则可诊断为绒癌。若原发灶与转移灶诊断不一致,只要在任一组织切片中见到绒毛结构,均可诊断为侵蚀性葡萄胎。

35 出现绒癌和之前的怀孕一般间隔多久?

前次妊娠后至绒癌发病的间隔时间长短不定,有所谓"直接绒癌"即妊娠开始就是绒癌,也有的间隔达将近 20 年者。

36 什么时候应该去医院检查是否可能患上绒癌?

如果产后或流产后,阴道流血不止且持续时间长,经常肚子疼甚至咯血,就应及时到医院接受检查。此外,怀孕早期若有出血,或妊娠反应特别严重者,也应及时进行 B 超检查。需要特别提醒的是,如果出现异常,千万别盲目保胎。

37 滋养细胞肿瘤肺转移胸部 X 线片是什么样子的?

绒癌患者的 X 线肺片可见肺部有球样阴影,分布于两侧肺野,有时仅为单个转移病灶,或几个结节融合成棉球,为团块状病变。

38 滋养细胞肿瘤行胸部 CT 检查有必要吗?

妊娠滋养细胞肿瘤有必要行胸部 CT 检查, 患者 X 线胸片可能无法发现很微小的肺部转移灶,而 CT 可能有提示,这样临床分期就会不同。但治疗时进行预后评分,是以 X 线片结果为依据的。治疗结束后也需要进行 CT 检查,以评估疗效。

39 诊断滋养细胞肿瘤必须用组织病理确诊吗?

滋养细胞肿瘤可以仅根据临床做出诊断,影像学和组织病理学证据不是必需的。当有组织获得时,应做出组织病理学诊断并以组织病理学诊断为准。为避免出血,转移灶的活检既不是必需的也不被推荐。

40 胎盘部位滋养细胞肿瘤(PSTT)是如何确诊的?

PSTT 的临床表现及影像学检查无特异性,确诊靠组织学检查,可以通过刮宫标本做出组织学诊断。但要全面准确地判断瘤细胞侵入肌层深度和范围必须靠手术子宫切除的标本。可应用宫腔镜和腹腔镜检查子宫底部血管分布有无异常,宫内肿瘤部位有无穿孔,并行活组织检查。

41 PSTT 需要与哪些疾病鉴别?

PSTT 需要与下列疾病鉴别(主要通过组织病理学鉴别)。

(1)绒毛膜癌。

(2)上皮型滋养细胞肿瘤:本瘤来源于绒毛型的中间型滋养细胞,瘤细胞较小,常形成巢状或条索状,以膨胀型结节的方式生长,免疫组化 HPL 和黑色素黏附因子,通常局部阳性,而 PSTT 为弥漫阳性。

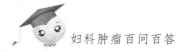

(3)胎盘结节:本瘤是一种体积小且边界清楚的良性病灶,于近期妊娠无关,通常在刮宫、宫颈活检或其他原因切除子宫时偶尔发现。

(4)超常胎盘反应:此病胎盘床拥有众多中间型滋养细胞,较难与 PSTT 的诊刮标本区分,需要 HCG 鉴别。超常反应者的血清 HCG 值经数周后降至正常,而 PSTT 则持续不降或上升。

治疗疑问

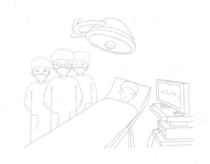

42 发现葡萄胎后,需要怎样治疗?

发现葡萄胎后,需要及时清宫终止妊娠,甚至需要重复清宫。

43 葡萄胎清宫和普通人流刮宫是一样的吗?

葡萄胎清宫较人流术风险更高。葡萄胎妊娠子宫较正常妊娠大且软,更容易发生子宫穿孔及大出血等手术并发症。医院多安排有经验的医生操作,在手术室进行,而且在输液、备血准备下,进行吸刮术。清宫前后使用抗生素。清宫物必须送组织学检查。

44 葡萄胎自然流产的还需要清宫吗?

葡萄胎自然流产者亦应清宫,要尽量确保妊娠组织完全清除。

45 葡萄胎清宫后是不是就可以高枕无忧了?

一些葡萄胎患者以为经过清宫治疗,便

温馨提示

为安全起见,子宫大小大于妊娠 16 周的葡萄胎患者建议转至有治疗经验的医院进行清宫。

一切都过去了,可以高枕无忧了,其实这种想法是很危险的。因为有 10%~20% 的患者术后可能发生恶变的,应该定期随访血 HCG 下降情况。

46 葡萄胎合并黄素化囊肿需要治疗吗?

因为黄素化囊肿一般没有症状,而且在葡萄胎的水泡状胎块清除后,经过 2~4 个月黄素化囊肿会自行消退,一般不需要治疗。如果发生卵巢肿物扭转或破裂等并发症,要根据具体情况进行必要治疗。

47 患了葡萄胎需要预防性化疗吗?

一般不推荐葡萄胎患者进行预防性化疗,因为 80% 的患者不需要化疗。

48 葡萄胎患者需要切除子宫吗?

单纯子宫切除只能去除葡萄胎侵入子宫肌层局部的危险, 不能预防子宫外的转移,所以不常规切除子宫。

49 什么样的葡萄胎患者要切除子宫?切除后是不是完全康复了?不必随访了吗?

年龄较大、没有生育需求的葡萄胎患者可以行全子宫切除术。手术后仍需要定期随访,因为如果发生子宫外转移,仍需治疗。

50 葡萄胎合并重度妊高征如何处理?

若葡萄胎合并有重度妊高征,血压达 160/110mmHg(1mmHg=0.133kPa),特别是有心力衰竭或子痫时,应先对症处理,控制心衰、镇静、降压、利尿,待病情稳定后再行清宫。但也不宜多等,因为不清除葡萄胎,妊高征也难以控制。

51 侵蚀性葡萄胎能治好吗?

侵蚀性葡萄胎是能够治愈的。治疗原则以化疗为主,手术为辅。治疗方案的选择根据 FIGO 分期、评分、年龄、生育需求和经济情况综合考虑,实行个体化治疗。

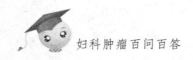

52 侵蚀性葡萄胎如何化疗？

可以单药治疗(只用一种化疗药)或联合化疗(两种以上化疗药)。化疗需持续到症状、体征消失。

> **温馨提示**
>
> 建议每周测定一次HCG，连续 3 次在正常范围，再巩固 2~3 个疗程。

53 侵蚀性葡萄胎在什么情况下需要手术？

病变在子宫、化疗效果不满意者可选择切除子宫。手术治疗在控制出血、感染等并发症及切除残存或耐药病灶方面仍占重要地位。

54 滋养细胞肿瘤何为低危？何为高危？

参照改良 FIGO 预后评分系统，根据患者的年龄、前次妊娠性质及时间、治疗前 HCG、肿瘤大小、转移部位及数目、化疗史来评分，总分 6 分以下为低危，7 分以上为高危，这样可以指导临床医生选择治疗方案。低危患者首选单一药物化疗，高危患者首选联合化疗。

55 转移性滋养细胞肿瘤如何治疗？

全身性化疗是转移性妊娠滋养细胞肿瘤的主要和基础治疗方法，并且大多数病例通过化疗就可获得完全缓解和治愈。但根据转移部位不同的临床特点，采用特殊治疗措施有助于提高疗效，如肺转移孤立耐药病灶要手术切除肺叶、放疗、局部化疗等。

56 患了绒癌怎样救治呢？

大剂量化疗挽救绒癌患者生命。在发现有效药物之前，患者一旦确诊绒癌，都会被立刻切除子宫，但效果不好。凡有转移者几乎全部难以治愈。不少女性即使接受了手术，也仍然难逃死神的魔爪。

> **温馨提示**
>
> 直到 20 世纪末，这一疾病才终于逐渐取得了突破，患者通过大剂量化疗就可以获得根治，而且不用切除子宫。

57 大剂量化疗对人体损伤较大，患者能否扛得住？

侵蚀性葡萄胎及绒癌患者大多是正值生育年龄的年轻妇女，她们恢复能力强，经得住大剂量化疗。

58 绒癌不切除子宫是否会增加复发机会？

绒癌不切除子宫不会增加复发机会。研究表明，初次治疗时评分为高危或治疗不正规者，更加容易复发，是否手术不会改变复发机会。

59 绒癌化疗需要几个疗程？

绒癌化疗至血 HCG 值下降至正常后，再用 2~3 个疗程巩固化疗。因为开始治疗时，患者的基础血 HCG 值不同，治疗中，血 HCG 下降速度不同，所以绒癌治疗没有固定的疗程数。

60 什么叫化疗敏感？

何为敏感？即一次化疗可使血 HCG 最少下降 60% 以上，多可呈一个对数下降，如从 10000 变成 1000 再变成 100 等。

61 什么叫巩固化疗？

血 HCG 转阴后，继续进行 2~3 个疗程原方案化疗，称为巩固化疗。

62 什么叫化疗耐药？出现耐药怎么办？

在化疗过程中，如果血 HCG 连续数周下降不明显，或下降后又出现反弹（升高），这时候要考虑化疗耐药。出现化疗耐药后，一般建议更改化疗药物或化疗方案。

63 为什么要追加巩固化疗？

追加巩固化疗可以大大降低滋养叶细胞肿瘤的复发可能，从而改善治疗效果，所以滋养叶细胞肿瘤需要进行巩固化疗。

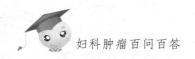

64 滋养叶细胞肿瘤在治疗时,是否可以在血 HCG 转阴后停止化疗?

研究表明,滋养叶细胞肿瘤巩固化疗不足两个疗程者,更加容易复发。

65 绒癌需要手术吗?

手术在绒癌治疗中已退于次要地位,但如将化疗视为唯一或盲目只使用化疗,则太片面。在某些情况下,手术切除子宫原发灶及脑部、肺部等部位转移瘤对绒癌患者仍然具有重要的应用价值。

66 PSTT 如何治疗?

此类肿瘤对化疗药物不够敏感,且 PSTT 对血 HCG 缺乏敏感性,不利于预测肿瘤复发,使转移率、死亡率增高,故手术是首选治疗方法。化疗适用于手术后辅助治疗。PSTT 患者对化疗敏感性不一,辅助化疗方案多采用 MAC、PVB 或 EMA/CO 方案。放疗适用于单个转移瘤或局部复发病变。

67 PSTT 可以保留生育功能吗?

目前文献仅限于个例报道,不做首选推荐。对年轻、渴望生育、低危且病灶局限的患者,可以在充分知情同意的前提下,采用彻底刮宫、子宫病灶切除和(或)联合化疗等方法。

> **温馨提示**
> 保守治疗后,若出现持续性子宫病灶和血 HCG 水平异常,则应考虑行子宫切除术。

68 滋养叶细胞肿瘤化疗常见的毒副反应是什么?

滋养叶细胞肿瘤化疗主要的毒副反应是骨髓抑制,其次是消化道反应、肝肾功能损害,还有脱发、皮疹、发热以及皮肤色素沉着等。

69 什么是骨髓抑制?

骨髓抑制是多数化疗药的常见毒副反应,大多数化疗药均可引起不同程度的骨髓抑制,使周围血细胞数量减少。血细胞由多种成分组成,每一种成分都对人体起着不可缺少的作用，任何一种成分的减少都使机体产生相应的副反应。骨髓抑制一般最先表现为白细胞下降；血小板下降出现较晚、较轻；而红细胞受化疗影响较小，下降通常不明显。

70 化疗副反应如何应对？

（1）白细胞过低。白细胞过低容易发生感染，患者会发烧，必须从速处理。化疗会暂停，经过治疗复查血象正常，便可恢复化疗。患者要经常洗手，避免接触有传染性疾病（如感冒）的人；如果出现发热、疲倦或其他感染症状，要立即通知医生。

（2）贫血及血小板减少。贫血的症状包括心悸、头晕、乏力等。治疗方法是输血或补充红细胞生长因子。

（3）恶心、呕吐。化疗在抑制癌细胞的同时，也影响正常胃细胞及部分脑细胞，而引起恶心及呕吐。接受化疗之后，药物作用会随着药物在体内的浓度高低而有强弱，所以恶心不适感可能在治疗后1到2天较明显，胃口不佳的情形可能持续3天左右。医师会在治疗开始前给予适当的止吐药，帮助止呕。如果呕吐严重，要增加输液量，保持出入量平衡。

温馨提示

多数化疗药物所致的骨髓抑制，通常见于化疗后1~3周，持续2~4周逐渐恢复，并以白细胞下降为主，可伴有血小板下降；少数药则以血小板下降为主。

温馨提示

血小板减少会降低血液凝固功能，容易淤伤。建议使用软性牙刷，保持口腔清洁，不要使用牙线；不穿紧身衣；不要用力搓鼻子或其他身体部位；不要使用灌肠、塞剂等。避免使用抗凝药物。

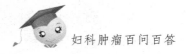

饮食须知

- 可采用"少量多餐"的进食方式,避免胃部胀满的感觉。
- 避免饭后或饭时大量喝水、喝汤,使胃胀塞,如要喝水,应在两餐之间。
- 避免辛辣、味道浓烈或油腻的食物。避免太热、太冷的食物。避免味道欠佳的食物。
- 饮食的时候,应该细嚼慢咽。
- 饮食后稍作休息,避免立即平卧,以站立或步行为宜。
- 可借助喝清汤或果汁来补充流失的水分。
- 不要只吃平时爱吃的食物(因为会将这些食物和恶心及呕吐联想在一起,并对它们产生强烈的反感)。
- 经常漱口,避免坚硬食物或让人恶心的气味。
- 尽量休息好。
- 放松并做一些感兴趣的活动来分散注意力。
- 穿宽大的衣服,尽可能使自己感到舒适,以便减轻身体的压力。
- 除非有要限制饮食的疾病(如糖尿病、高血压、肾功能受损等),否则并无特殊的饮食禁忌。当对饮食做重大改变之前,请先告知医生或护士。

(4)食欲缺乏。少吃多餐,保持均衡饮食,避免味道欠佳的食物,刺激和油腻的食物。多喝饮料,吃些容易入口、松软或容易消化的食物。吸收足够的热量及蛋白质以维持体重。

(5)口腔溃疡。口腔溃疡会影响食欲,吞咽困难,应每日自己检查口腔;用较软的牙刷刷牙;口腔保持清洁,经常漱口,有破损时应使用医生同意使用的漱口水;饮食要注意避免刺激口腔、避免太热太冷的食物;喝饮料及水分高的食物,水果可将其打碎后食用。

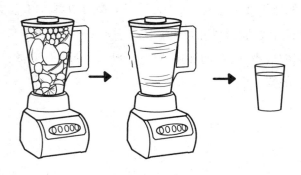

(6)腹泻。对于化疗的患者来说,腹泻可以非常严重,甚至危及生命,但腹泻也是化疗的常见副反应。关键是要尽早将情况告诉医生,这样就可以及时得到治疗。尽早治疗腹泻能使患者坚持化疗。什么情况算是腹泻?

以下任一情形发生时,就算是腹泻

- 每天排便次数比平时多。
- 粪便量明显变多。
- 粪便呈现较稀水状。

应对措施如下

- 喝大量的水。
- 多吃含钾丰富的食物,如香蕉、橙子、马铃薯、桃子或杏汁等。
- 不要饮用酒精或含咖啡因的饮料。
- 服用医生处方的止泻药物。

(7)便秘。多吃水果蔬菜,多喝饮料,适当服用通便药物,如乳果糖口服液、便通胶囊、芦荟胶囊等。

(8)脱发。因化疗脱落的头发会重新开始生长,新长出的头发会比以前更柔软黑亮,所以请不要担心。

尽管脱发让人烦恼,但没有生命危险

- 在治疗期间出现明显掉发现象时,可先剪短头发以方便整理与清洁。
- 使用温和的洗发用品与软毛梳子。切勿使用吹风机、烫发器等。
- 在脱发未及一半时,准备一顶假发。
- 用帽子或头巾以及防晒霜来保护敏感的头皮,以避免阳光的伤害。
- 头发全部脱落后,保持头皮清洁,护理要适当。
- 可以表达出对脱发的感受,明白脱发的原因和程度,认识头发会再生,而且颜色和发质可能有所改变,以减轻脱发引起的不安。

(9)肝肾功能损害。化疗前检查肝肾功能,指标正常再开始化疗。如果出现轻微的蛋白尿、血尿,请多喝水,严密观察。

(10)皮疹。注意皮肤清洁,不要用力搔抓。医生会开具抗过敏药物或打解毒针。

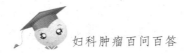
(11)疲倦。患者需要足够的休息,避免操劳,鼓励小睡片刻。

(12)轻微头痛。患者需要足够的休息,或由医生开具处方止痛药。

(13)药物过敏。严重的过敏反应指患者在化疗期间出现呼吸、心跳加速、气促、红疹、发热、头晕、低血压、颤抖等。如出现上述情况,医生会立即停止化疗,即刻处理,适时急救。

(14)肌肉痛、关节痛。告知医生,医生会检查后给出判断,可能会开处方止痛药以舒缓疼痛。

(15)影响心脏功能。化疗前要做心电图检查。治疗期间医生会观察患者的血压、心跳。如果有心脏病史,一定要提前告知医生。

(16)手脚麻痹。患者可能会有手脚麻痹、刺痛或灼热,有的甚至绵延数年。若情况严重,请告知医生,可开处方维生素 B_6 等药物。

温馨提示

如果在输液时发现异常,要立即通知护士。

(17)化疗药物外渗。会令周围皮肤红肿疼痛,严重者皮肤坏死。应立即停止化疗,一般发炎会在一至两星期消失。

康复疑问

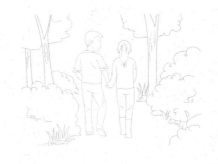

71 葡萄胎清宫后需要复查吗?

葡萄胎清宫后一定要定期随访复查!这样可以早期发现恶性滋养细胞肿瘤并及时处理。

72 葡萄胎清宫术后需要复查几次？每次复查间隔多久？

清宫术后要每周进行一次血中人绒毛膜促性腺激素(HCG)的测定,直到 HCG 的数值连续 3 次阴性,然后每个月复查一次,共 6 个月。接下来每两个月复查一次,共 6 个月,自第一次阴性后共计 1 年。

73 葡萄胎清宫术后除了检查血 HCG 还要复查什么内容？

在监测血 HCG 的过程中,如果出现不规则的阴道出血(除月经外)、咯血、胸闷、头痛等情况,要警惕葡萄胎是否恶变。葡萄胎恶变后易随血液循环向远处转移,如果出现这些症状,要及时去医院检查。

74 葡萄胎清宫术后多长时间来月经？

葡萄胎清宫后多久来月经因人而异。注意一定要严格避孕。

> **温馨提示**
>
> 还要进行妇科检查如阴道有无紫蓝色结节,B 超检查盆腔是否有异常,检查胸部 X 线或 CT。

75 葡萄胎清宫术后一般多久血 HCG 转阴性？

最快在清宫后四周。一般完全清宫之后需要 2 个月左右的时间逐步降到正常水平。基数不一样也会有所不同,有的可能短一点,有的会长一点。若葡萄胎排空后血 HCG 持续异常,应考虑妊娠滋养细胞肿瘤。建议术后要配合随访,进行血 HCG 定量测定。

76 葡萄胎清宫后多久可以有性生活？

葡萄胎清宫后一般建议一个月后可以进行性生活,但需严格避孕。

77 怀过葡萄胎后还能正常怀孕吗？

葡萄胎后再生育的婴儿几乎都是正常的。曾有过一次葡萄胎妊娠者,日后

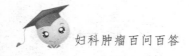

怀孕再得葡萄胎的概率为 1%~2%。在怀孕前做好相关的孕前检查和优生优育检查即可在医生的指导下试孕。

78 怀过葡萄胎后多久可以再怀孕?

血液中绒毛膜促性腺激素(HCG)是葡萄胎的肿瘤标志物,建议到医院追踪复查血 HCG 来明确恢复情况,而这期间患者需要严格避孕,至少 1 年后才可以再怀孕。如果血 HCG 下降缓慢,应该延长时间避孕。

79 怀过葡萄胎后怎样避孕?

避孕方法首选避孕套或口服避孕药。不要用宫内环,否则可能子宫穿孔,或发生子宫出血而影响医生判断病情。

80 怀过葡萄胎再怀孕需要注意什么?

再次怀孕后,应该在早孕期间做超声和血 HCG 的检测,以明确是否正常妊娠。

> **温馨提示**
>
> 分娩后也要检测血 HCG,直到转为阴性。

81 妊娠滋养细胞肿瘤治疗结束后何时复查? 检查项目有哪些?

应严密随访。第一年每月随访一次,一年后每 3 个月随访一次,直至 3 年;以后每年随访一次,共 5 年。随访内容同葡萄胎。

82 化疗结束后,血 HCG 阴性,肺部转移灶没有消失可怕吗?

滋养细胞肿瘤正规治疗结束后,有些患者的转移灶发生了纤维化,所以肺部 X 线片显示仍有改变,无需担心。

83 滋养细胞肿瘤治疗后避孕多久可以再次妊娠?

滋养细胞肿瘤治疗后应可靠避孕 1 年。若有生育要求,化疗停止 1 年后可以妊娠。

84 得了绒癌还可以活多久？

绒癌只要经过正规治疗，癌细胞没有复发和转移，对生命是没有影响的，做好定期复查和随诊就好了。

85 得了绒癌以后就不能怀孕了吗？

绒癌多发于生育年龄妇女，也有发生在绝经后者。治愈后是可以生育的，但要彻底治疗。

86 绒癌经过化疗的患者是否能孕育健康的胎儿？

对保留子宫、成功治愈的患者进行的跟踪调查发现，大多数患者均可怀孕，而且存活下来的孩子也都很健康。

87 胎盘部位滋养细胞肿瘤如何复查？复查项目有哪些？

有关 PSTT 的预后，临床期别是明显的相关因素。治疗后应随访。由于该患者血清和尿 HCG 测定常不高，所以临床表现和影像学检查在随访中意义非常重要。必要时需要行 MRI 检查。

88 患有滋养叶细胞疾病的患者在饮食方面需要注意什么？

滋养叶细胞肿瘤患者的治疗以化疗为主。很多患者身体处于超敏状态，因此治疗过程中饮食应注意避免容易引起过敏的食物，如海鲜、菌类等。为了降低化疗的胃肠道反应，食物的烹饪以低脂少油为宜，注意营养搭配。进食含维生素的新鲜蔬菜和水果以防便秘。可以适当进食味道清新的水果、蔬菜等，以促进食欲。

温馨提示

如果有严重溃疡的症状，注意不要食用过于坚硬、过于刺激的食物，以免引起消化道出血。

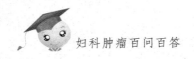

89 患有滋养叶细胞疾病的患者在运动方面有何建议？

患有滋养叶疾病的患者日常活动不受影响。如果有较大、较丰富的血流的病灶，不建议剧烈活动。当疗程结束后，病灶消失，方可正常活动，也可适当锻炼。

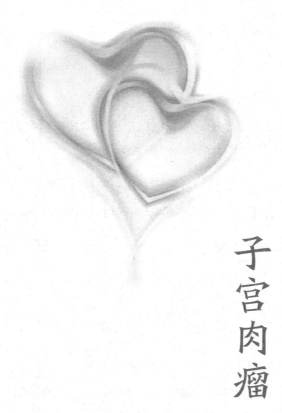

子宮肉瘤

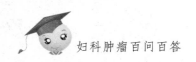

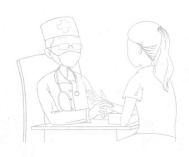

基础疑问

1 什么是子宫肉瘤?

子宫肉瘤是来源于子宫肌层、肌层内的结缔组织和内膜间质的子宫恶性肿瘤,也可以继发于子宫平滑肌瘤的恶变。

2 子宫肉瘤距离我们远吗? 它常见吗?

子宫肉瘤很少见,其发生率只占子宫恶性肿瘤的 2%~4%,占女性生殖道恶性肿瘤的 1%。

3 只有老年人会患子宫肉瘤吗?

不是只有老年人会患子宫肉瘤。子宫肉瘤多发生于 40~60 岁的妇女,但是少数青春期和生育年龄的女性也会患子宫肉瘤。

4 子宫肉瘤的发生与饮食有关吗?

目前的医学研究尚未发现子宫肉瘤的发生与饮食有关。也就是说,子宫肉瘤的发生与素食、肉食等饮食习惯无相关性。

5 子宫肉瘤的发生与生育有关吗?

目前的医学研究尚未发现子宫肉瘤的发生与生育有关。也就是说,子宫肉瘤的发生与是否结婚生育,与妊娠次数、生育次数、流产次数等无相关性。

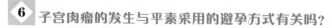

6 **子宫肉瘤的发生与平素采用的避孕方式有关吗?**

目前的医学研究尚未发现子宫肉瘤的发生与采用何种避孕方式有关。也就是说,子宫肉瘤的发生与是否放置宫内节育器、是否服用口服避孕药等无相关性。

7 **子宫肉瘤是子宫肌瘤吗?**

子宫肉瘤不是子宫肌瘤。子宫肌瘤是女性生殖道最常见的良性肿瘤,主要好发于 30~50 岁女性。子宫肌瘤主要由于子宫平滑肌细胞增生而形成。而子宫肉瘤是一种罕见的高度恶性的女性生殖道肿瘤。有的子宫肉瘤是从子宫肌瘤恶变来的,但是发生率极低,仅占子宫肌瘤的 0.4%~0.8%。

8 **子宫肉瘤是子宫内膜癌吗?**

子宫肉瘤不是子宫内膜癌。子宫肉瘤是来源于子宫肌层、肌层内的结缔组织和内膜间质的子宫恶性肿瘤;子宫内膜癌是发生于子宫内膜的一组上皮性恶性肿瘤,以来源于子宫内膜腺体的腺癌最为常见。

> **温馨提示**
>
> 子宫肉瘤是比子宫内膜癌更难控制的恶性肿瘤,治愈率低。

9 **放射线照射与子宫肉瘤的发生有关吗?**

有个别文献报道,少数的子宫肉瘤的发生与多年前曾经接受过盆腔的放射线照射治疗有关。但新近的医学研究未显示足够的证据说明子宫肉瘤的发生与盆腔接受放射线照射治疗有相关性。

10 **子宫肌瘤增长迅速就是子宫肉瘤吗?**

没有证据表明绝经前的女性迅速增长的子宫肌瘤就是肉瘤变性,但若是绝经后的女性子宫肌瘤增大应该警惕恶变的可能,尤其是绝经后子宫肌瘤增大伴有子宫出血和疼痛的患者,要高度警惕有子宫肌瘤恶变的可能。

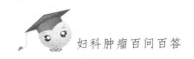

11 子宫肌瘤的患者发生腹痛一定是子宫肉瘤吗?

子宫肌瘤的患者发生腹痛不一定就是子宫肉瘤,也就是说腹痛不是诊断子宫肉瘤的唯一标准。子宫肌瘤发生红色变性时有急性下腹痛,伴有呕吐、发热及肿瘤的局部压痛;浆膜下子宫肌瘤扭转可有急性腹痛;子宫黏膜下肌瘤由宫腔向外排出时也可引起腹痛。

> **温馨提示**
>
> 子宫肌瘤合并盆腔炎症时可以发生慢性腹痛。所以子宫肌瘤患者发生腹痛时不一定是子宫肉瘤,还要考虑到其他情况的可能。

12 盆腔炎症与子宫肉瘤的发生有关吗?

没有证据表明曾经患有盆腔炎症(包括子宫内膜炎、子宫体炎、附件炎)或经久不愈的慢性盆腔炎与子宫肉瘤的发生有相关性。

13 患有无排卵性功能失调性子宫出血的患者与子宫肉瘤的发生有关吗?

青春期功能失调性出血的患者是因为下丘脑–垂体–卵巢性腺轴反馈调节尚未发育健全, 导致的卵巢无排卵性的功能失调性子宫出血。

> **温馨提示**
>
> 生育年龄女性可能因为各种应激发生无排卵导致子宫出血。它们与子宫肉瘤的发生无关。

14 子宫肉瘤的具体预防措施有哪些?

综合以上所述, 子宫肉瘤的发生与饮食习惯、是否婚育、妊娠分娩流产的次数、采用何种避孕方式都无相关性。子宫肉瘤主要依赖于定期查体、早期发现、早期治疗。

诊断疑问

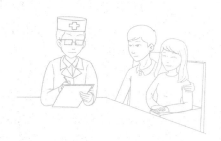

15 **平时如何进行子宫肉瘤的排查？**

子宫肉瘤没有特意性的诊断指标。有异常子宫出血的患者应该及时到医院就诊，依从医生做相关检查，不要畏惧宫腔镜检查及刮宫等诊断措施。没有症状的妇女应该每年进行一次盆腔的超声检查。绝经前后患有子宫肌瘤的妇女，应该每半年至一年进行一次盆腔的超声检查。

16 **下腹部自行触摸到质硬的肿块是子宫肉瘤吗？**

下腹部自行触摸到质硬的肿块不一定是子宫肉瘤，更多见的是子宫平滑肌瘤，也就是我们常说的子宫肌瘤，少部分是来源于卵巢的肿瘤，子宫肉瘤仅占到很少例数。一般来说，子宫肌瘤的患者子宫增大超过妊娠 4 个月大小的时候，可以在腹部自行触摸到，憋尿时会更加明显，排尿后会有减小。

温馨提示

卵巢肿瘤体积较小的时候，患者自己触摸不到，当肿瘤长大直径超过 10cm 的时候可以在腹部自行触摸到。但是无论是哪种原因，如果患者在下腹部自行触摸到质硬的肿块一定要到医院及时就诊。

17 **子宫肉瘤的患者自己一定能在腹部触及到包块吗？**

子宫肉瘤的患者自己不一定能在腹部触及到包块。有的子宫肉瘤增长迅

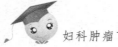

速,原来触及不到的肿瘤增大后患者可能自己触及到。有的子宫肉瘤是向宫腔内生长,有时候肿瘤充满了宫腔甚至脱出到阴道内,但这种类型的子宫肉瘤不向腹腔内生长,所以患者无法自己触及发现。

18 子宫平滑肌瘤会恶变吗?

子宫肌瘤可以发生变性,常见的变性有玻璃样变、囊性变、红色样变、肉瘤样变和钙化, 只有肉瘤样变是子宫肌瘤的恶变。子宫肌瘤可能恶变为子宫肉瘤,但是发生率极低,仅占子宫肌瘤的 0.4%~0.8%。

19 B 超检查提示子宫肌瘤有囊性变是恶变吗?

子宫肌瘤可以发生囊性变,变性明显的时候,B 超检查可以观察到,但这不是恶变的迹象。

20 B 超检查提示子宫肌瘤有钙化是恶变吗?

子宫肌瘤可以发生钙化变性,变性明显的时候,B 超检查可以观察到,但这不是恶变的迹象。

温馨提示

目前除了有的子宫肉瘤超声检查能发现肿瘤低阻血流信号提示子宫肉瘤的可能以外,多数时候超声检查还不能发现子宫肌瘤的恶变。

21 子宫的恶性肿瘤就是子宫肉瘤吗?

子宫的恶性肿瘤并不特指子宫肉瘤。子宫内膜癌是发生于子宫内膜的上皮性恶性肿瘤,是常见的子宫恶性肿瘤,占女性生殖道恶性肿瘤的 20%~30%。子宫肉瘤发生率只占子宫恶性肿瘤的2%~4%,占女性生殖道恶性肿瘤的 1%。除了这两者之外,妊娠滋养细胞肿瘤也是可以发生于子宫的恶性肿瘤。

22 子宫内膜增生会恶变为子宫肉瘤吗?

因为没有孕激素的拮抗, 子宫内膜在雌激素的刺激下可以发生单纯增

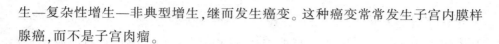

生—复杂性增生—非典型增生,继而发生癌变。这种癌变常常发生子宫内膜样腺癌,而不是子宫肉瘤。

23 子宫肉瘤有什么不适症状吗?

子宫肉瘤最常见的症状是阴道不规则出血和腹痛。阴道出血量多少不等,可以表现为短期内发生的阴道大量出血,也可以表现为持续1周以上的阴道少量出血,有的患者表现为间断发生的阴道出血,量时多时少。腹痛可以表现为下腹部隐痛,也可能因肉瘤生长迅速或瘤内出血坏死引起急性腹痛。肿瘤自宫腔脱出至阴道内时,除了出血还常有恶臭的分泌物。

24 子宫出血一定是患了子宫肉瘤吗?

子宫肉瘤的患者最常见的症状是子宫不规则出血,但是子宫不规则出血却不一定是患了子宫肉瘤。异常子宫出血还常见于其他多种妇科疾病,如子宫内膜癌、宫颈癌、卵巢肿瘤、子宫内膜增殖症、功能失调性子宫出血、不全流产、宫外妊娠、妊娠滋养细胞疾病等。

25 如何能早期诊断子宫肉瘤?

子宫肉瘤有时易和子宫肌瘤相混,也有的误诊为子宫内膜癌。如果能做到早期诊断,可以提高治疗效果。因为子宫肉瘤的早期诊断比较困难,故开展妇女普查非常重要,特别是绝经前后的妇女,应该每半年至1年普查1次。

温馨提示

有症状的患者应及时到医院就诊;有子宫出血症状的患者一定要做全面的检查,包括妇科检查、B超检查,必要时做宫腔镜检查及刮宫病理检查。

26 子宫肉瘤都有哪些病理类型? 子宫肉瘤的恶性程度高吗?

子宫肉瘤根据其发生组织的不同,主要有以下几种类型:子宫平滑肌肉瘤(又分为原发和继发两种)、低级别子宫内膜间质肉瘤、高级别子宫内膜间质肉瘤、未分化子宫内膜肉瘤和其他罕见的子宫间叶来源肉瘤(如腺肉瘤)。有的子宫肉瘤,如继发于子宫肌瘤恶变的子宫肉瘤恶性程度低;有的子宫肉瘤,如未分化子宫内膜肉瘤恶性程度高。

27 子宫肉瘤通过什么检查可以明确诊断?

子宫肉瘤根据不同的病理类型,其生长方式不同,诊断的手段也有所不同。有的子宫肉瘤呈息肉样生长,突向宫腔,甚至经宫颈管突出到宫颈口外。这种类型的肿瘤可以直接进行活检,经病理检查得以诊断。有的子宫肉瘤沿子宫内膜生长。这种类型的肿瘤需要通过宫腔镜检查及宫腔镜下定位活检,再经病理检查得以诊断。但是有的子宫肉瘤在子宫肌壁里生长,甚至向宫旁组织生长、转移。

温馨提示

这种类型的肿瘤无法在手术前获得组织学诊断,只有手术切除后才能经病理检查诊断。超声发现肿瘤低阻血流信号提示子宫肉瘤的可能。磁共振可以作为术前的辅助检查,但最终的确诊手段是组织病理学诊断。

28 为什么有的子宫肉瘤在术前检查时不能诊断,必须等到术后病理才能诊断?

有的子宫肉瘤在子宫肌壁里生长,甚至向宫旁组织生长、转移。这种类型的肿瘤无法在手术前获得组织学诊断,超声检查也不能发现典型的特征,只有手术切除后才能经病理检查确诊。

29 血清肿瘤标志物对子宫肉瘤的诊断有意义吗?

目前的医学研究尚未发现子宫肉瘤有相关的特异性血清学肿瘤标志物。也就是说,术前无法通过化验血清肿瘤标志物来诊断子宫肉瘤,术后也无法通过化验血清肿瘤标志物来监测是否有肿瘤的复发和进展。

30 **子宫肉瘤如何进行分期？**

子宫肉瘤根据不同的病理类型，其临床分期标准也有细微的区别。总体来说，恶性肿瘤局限于子宫体时属于临床Ⅰ期；恶性肿瘤侵犯盆腔的其他脏器时属于临床Ⅱ期；恶性肿瘤侵犯到腹腔的脏器时属于临床Ⅲ期；恶性肿瘤侵犯到膀胱或直肠或有其他的远处转移时属于临床Ⅳ期。

31 **子宫肉瘤的临床分期有什么意义？**

子宫肉瘤的临床分期决定手术范围。临床Ⅰ期需要行全子宫及双侧附件（卵巢及输卵管）切除手术。如果术前评估宫体肉瘤已侵犯宫颈，主张尽可能做广泛性子宫切除，同时进行盆腔淋巴结清扫。和所有的恶性肿瘤一样，临床分期与预后关系密切，晚期患者预后相对早期患者差。

32 **子宫肉瘤的复发都有哪些好发部位？有什么临床症状？**

子宫肉瘤患者的复发多发生在盆腔、腹腔、阴道断端和肺。盆腔、腹腔的微小病灶可以没有不适症状；病灶增大压迫到邻近器官时，可以出现相应的压迫症状；肠管转移可以发生肠梗阻症状；阴道断端的复发病灶会引起患者阴道点滴出血或性生活后阴道出血；肺转移可以有咳嗽、气喘、发热的症状。

温馨提示

临床分期还决定了术后是否需要辅助放疗或化疗及化疗的疗程总数。

33 **手术后如何发现子宫肉瘤的复发？**

子宫肉瘤的复发率较高，所以患者在进行手术及辅助治疗后，需要重视定期门诊复查。妇科检查可以发现阴道断端微小的复发病灶；妇科检查还可以发现盆腔内4cm以上的复发病灶；磁共振检查可以发现盆腔或腹腔内较小的复发病灶；胸部CT检查可以发现肺转移病灶；必要时可以选择PET-CT检查，能够了解全身其他器官的情况。

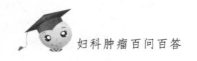
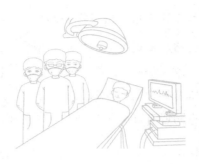

治疗疑问

34 **子宫肉瘤的治疗方式有哪些？**

子宫肉瘤的主要治疗方式是手术治疗、术后辅助放疗和化疗。子宫肉瘤患者一般不主张单纯放射治疗。对复发或转移的晚期肉瘤患者,如无手术可能,可用放疗作为姑息治疗,以延长生命。

35 **子宫肉瘤的手术范围是怎样的？**

子宫肉瘤的手术范围应包括全子宫及双侧附件(卵巢及输卵管)切除,有的病理类型还要切除盆腔淋巴结。

低度恶性子宫内膜间质肉瘤预后较好,但有40%的病例在初次手术时病灶已超出子宫体,主要为宫旁直接蔓延及瘤栓侵入血管内,约50%的病例术后复发,故行

> **温馨提示**
>
> 如果宫颈肉瘤或宫体肉瘤已侵犯宫颈,主张尽可能做广泛性子宫切除,同时进行盆腔淋巴结清扫。

双侧附件切除,有助于切净肿瘤,并可防止因雌激素刺激而导致肿瘤复发。

36 **子宫肉瘤可以选择腹腔镜手术吗？**

相对于开腹手术而言,腹腔镜手术具有手术视野更清晰、对患者的创伤小、手术出血少、术后并发症少、术后恢复快的优势,已经普遍应用于妇科肿瘤领域。早期的子宫肉瘤患者(Ⅰ期和Ⅱ期)可以选择腹腔镜手术,Ⅲ期的子宫肉瘤

患者需要通过术前评估和术中探查,根据转移病灶的情况,决定能否行腹腔镜手术。

37 子宫肉瘤患者需要放疗和化疗吗?

对子宫肉瘤患者一般不主张单纯放射治疗。对复发或转移的晚期肉瘤患者,如无手术可能,可用放疗作为姑息治疗,以延长生命。手术后的患者需要根据手术病理分期和病理类型,选择术后是否行辅助放疗或化疗。

温馨提示

子宫内膜间质肉瘤对放疗较为敏感,手术后加用放疗可提高疗效,减少局部复发,推迟复发的时间。混合性中胚叶肉瘤次之,而对低度恶性的平滑肌肉瘤,放疗无助于改善预后。Ⅲ期及Ⅳ期的患者需要手术、放疗及化疗的综合治疗。

38 晚期的子宫肉瘤还有治疗意义吗?

已经发现有远处转移的晚期子宫肉瘤患者,如无手术可能,可采用放疗作为姑息治疗,以延长生命。

39 子宫肉瘤手术后检查发现没有残留病灶,是否还需要化疗?

血行转移是子宫肉瘤重要的转移途径。子宫肉瘤复发率高,预后差。根据术后病理,有复发的高危因素的患者,即使检查没有残留病灶仍需辅助化疗,以提高疗效,减少远处转移及复发的可能。

40 子宫肉瘤手术后多久做放疗或化疗合适?

子宫肉瘤患者术后 7~10 天,只要身体恢复好,没有化疗的禁忌证就可以化疗了。术后 1 个月可以开始辅助放疗,最迟不要超过 3 个月。

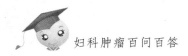

41 子宫肉瘤手术后需要辅助放疗和化疗的患者如果身体不能承受同时治疗怎么办?

有的子宫肉瘤患者手术后需要辅助放疗和化疗,以减少局部及远处的转移。有的患者同时进行放疗及化疗,可能出现严重的副反应,导致治疗的中断。这样的患者可以选择放疗及化疗分开的方式,即放疗加在化疗之间,放疗期间暂停化疗,这种方式在临床上称为"夹心疗法"。

> **温馨提示**
> 术后优先放疗还是化疗,需要临床医生根据患者的手术具体情况及病理的复发高危因素决定。

42 年轻的子宫肉瘤患者可以保留卵巢吗?

只有年轻的、早期的、恶性程度低的子宫平滑肌肉瘤患者可以试行保留卵巢,其他类型的子宫肉瘤患者不能保留卵巢。资料表明,子宫平滑肌肉瘤卵巢转移率为3.9%,隐匿型卵巢转移并不常见。切除卵巢和保留卵巢的患者生存率无差别,故年轻的子宫平滑肌肉瘤患者可保留卵巢,对围绝经期患者则推荐切除卵巢。

> **温馨提示**
> 子宫内膜间质肉瘤是激素依赖性肿瘤,保留卵巢者复发率很高(可达100%),不论年龄大小,均推荐全子宫和双侧卵巢、输卵管切除术。

43 子宫肉瘤会发生转移吗? 子宫肉瘤的预后好吗?

子宫肉瘤会发生血行转移、直接蔓延及淋巴转移。子宫肉瘤复发率高,预后差。主要复发部位位于肺及腹腔内,复发病例中72%在2年内复发。

44 子宫肉瘤的预后与哪些因素有关?

子宫肉瘤的预后与下述因素有关:肿瘤的病理类型、肿瘤临床分期、是否有血管和淋巴管的转移、发病年龄等。继发于子宫肌瘤恶变的子宫肉瘤、低级别子宫内膜间质肉瘤及腺肉瘤的预后相对较好,而高级别子宫内膜间质肉瘤

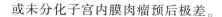

或未分化子宫内膜肉瘤预后极差。

45 子宫肉瘤的化疗药物都有哪些？

子宫肉瘤的化疗药物可选择单用或联合用药。推荐联合化疗方案包括：吉西他滨/多烯紫杉醇(子宫平滑肌肉瘤首选)，多柔比星/异环磷酰胺，多柔比星/达卡巴嗪，吉西他滨/达卡巴嗪，吉西他滨/长春瑞滨。可选择的单药有达卡巴嗪、多柔比星、表柔比星、艾瑞布林、吉西他滨、异环磷酰胺、脂质体阿霉素、帕唑帕尼、替莫唑胺、长春瑞滨及多烯紫杉醇等。化疗效果不佳者，强烈推荐入组参与临床试验。

46 激素治疗对子宫肉瘤有效吗？

低度恶性的子宫内膜间质肉瘤及部分孕激素受体阳性的子宫平滑肌肉瘤患者，尤其是肿瘤体积小或病灶增长缓慢的患者，孕激素治疗有一定的效果。常用的药物有醋酸甲羟孕酮和甲地孕酮、芳香酶抑制剂、GnRH 拮抗剂、他莫昔芬等。

47 子宫肉瘤手术后有更年期症状可以服用雌激素吗？

子宫内膜间质肉瘤是雌激素依赖性肿瘤，除了子宫内膜间质肉瘤术后不能用激素替代外，其他类型的子宫肉瘤术后围绝经期症状明显者，如潮热出汗、失眠、感觉异常、易激动、性交痛、反复泌尿系统刺激症状者可以雌激素替代治疗。

温馨提示

全身症状明显者可以选择口服雌激素，如植物药物莉芙敏；阴道尿道症状明显者可以选择阴道局部外用雌激素软膏。

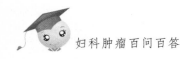
康复疑问

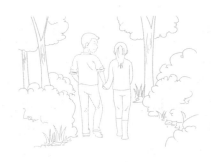

48 子宫肉瘤复查时只化验血肿瘤标志物可以吗？

目前研究尚未发现与子宫肉瘤相关的特异性肿瘤标志物，所以复查时不能只化验血肿瘤标志物，也就是说不能仅依靠化验监测疾病的复发。子宫肉瘤患者的复发多发生在盆腔及腹腔、阴道断端和肺。复查时需要做全面的检查。

49 子宫肉瘤治疗结束后如何复查？

术后前 2 年每 3 个月复查 1 次，以后每 6~12 个月复查 1 次；要重视妇科检查、盆腔及腹腔 B 超、肺部 X 线或 CT 的检查。有临床指征者需要进行其他影像学检查（MRI/PET–CT）。

50 子宫肉瘤治疗结束后总是担心复发，有必要吗？

继发于子宫肌瘤恶变的子宫肉瘤、低级别子宫内膜间质肉瘤及腺肉瘤的预后相对较好，复发率低。而高级别子宫内膜间质肉瘤或未分化子宫内膜肉瘤预后较差，复发率高。但是作为患者没有必要总是担心复发，焦虑、抑郁会破坏身体的肿瘤免疫

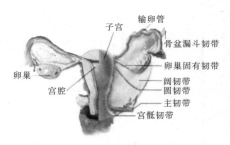

防御功能，不利于疾病的恢复甚至诱导复发。结束治疗的患者应该保持良好的心态，逐渐恢复正常的生活和工作，按照医生的医嘱定期复查。

51 子宫肉瘤患者治疗结束后可以参加正常工作吗？

子宫肉瘤手术后没有辅助放化疗的患者，术后休养 2~3 个月，经医生复查没有异常就可以恢复正常生活及工作了。子宫肉瘤手术后辅助放、化疗的患者，所有的治疗结束后 3 个月经医生复查没有异常可以恢复正常生活及工作。

52 子宫肉瘤患者治疗结束后需要接受康复治疗吗？

子宫肉瘤患者体力恢复后保持或适当增加身体运动，可以提高其生活质量。当患者出现与癌症及其治疗相关的体力或运动问题时，应尽早接受物理治疗及康复治疗。

温馨提示

康复治疗有助于患者维护体力、提高活力、减少疲乏、恢复日常生活活动，最终提高其生活质量。

53 子宫肉瘤患者的家属如何配合治疗有助于患者的康复？

子宫肉瘤患者的家庭成员及亲戚朋友应鼓励患者正确认识疾病，勇敢接受治疗，积极面对不确定的结果。研究表明，心理干预和"压力管理"可以有效减轻恶性肿瘤患者的不良情绪及治疗的不良反应，减轻抑郁焦虑，提高患者的生活质量。

54 子宫肉瘤患者术后多久可以恢复性生活？性生活会引起疾病的复发吗？

子宫肉瘤患者术后 3 个月经医生检查阴道伤口愈合良好就可以恢复性生活了。性生活不会引起疾病的复发。良好的夫妻关系可以帮助患者更好地面对疾病，增强战胜肿瘤的信心，有助于疾病的康复。

55 子宫肉瘤患者术后性生活会有不适吗？

因为切除了卵巢，患者可能会有绝经期症状，出现阴道干涩、性交痛等不适。根据不同的病理类型，只要没有雌激素替代治疗的禁忌证的患者都可以雌

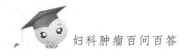

激素替代治疗。如出现阴道干涩、性交痛、反复尿路刺激症状者，可以选择阴道局部外用雌激素软膏，可以缓解以上不适。

56 子宫肉瘤患者术后会发生骨质疏松吗？

大部分子宫肉瘤患者的手术范围包括子宫和卵巢的切除，所以术后会出现绝经期症状。绝经和年龄增长是妇女骨质疏松的独立影响因素。骨质疏松早期无任何症状，有的患者会有背部疼痛、自觉身体灵活度下降，有的患者发生了骨折才发现患有严重的骨质疏松。所以需要早期防治骨质疏松。无雌激素补充禁忌证的术后患者，除了雌激素替代治疗以外还要同时补充钙剂和维生素D以预防骨质疏松。

57 子宫肉瘤患者术后需要中药治疗吗？

子宫肉瘤患者术后如果没有不适，则不需要中药治疗。有的患者行盆腔淋巴结切除手术后有盆腔淋巴囊肿，有的患者可能出现腹部不适、大便改变，有的患者放、化疗结束后出现身体乏力、肠炎等不适，可以试行服用中药治疗。

58 子宫肉瘤患者术后康复过程中饮食需要注意什么？

子宫肉瘤患者术后或放疗后没有特殊限制的饮食种类，但是需要注意应进食宜消化的食物。尤其放疗后，需保持大便通畅，谨慎肠粘连及梗阻的发生。

59 子宫肉瘤患者术后康复期间如何锻炼身体？

子宫肉瘤患者术后康复期间可以进行适当强度的体力活动，不宜强度过大、时间过长。因为有些行盆腔淋巴结切除手术的患者，术后淋巴回流受阻会出现下肢淋巴水肿，过大强度或过长时间的体力活动会加重不可逆的淋巴水肿，甚至继发感染。

温馨提示

有些行盆腔淋巴结切除手术的患者，术后可能出现盆腔淋巴囊肿，患者需要避免感染，避免淋巴囊肿形成脓肿。

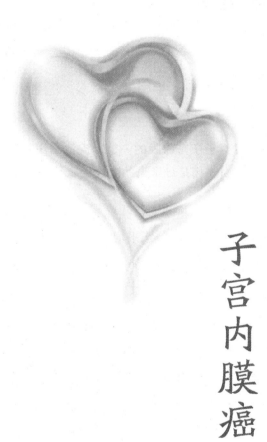

子宮内膜癌

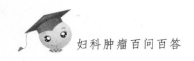

基础疑问

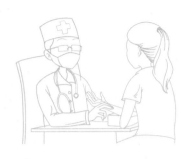

1 什么是子宫内膜癌?

子宫内膜癌是发生于子宫内膜的一组上皮性恶性肿瘤，好发于围绝经期和绝经后女性。子宫内膜癌是最常见的女性生殖系统肿瘤之一。

2 子宫内膜癌的好发年龄是多大?

子宫内膜癌可发生在任何年龄,平均年龄 55 岁左右,发病高峰年龄为55~60 岁,50%~70%在绝经后发病。绝经年龄>52 岁者子宫内膜癌的危险性是绝经年龄<45 岁者的 1.5~2.5 倍。

3 子宫内膜癌的病因是什么?

子宫内膜癌的病因迄今尚不明确。一般认为，子宫内膜癌根据发病机制和生物学行为特点可分为雌激素依赖型(Ⅰ型)和非雌激素依赖型(Ⅱ型)。Ⅰ型子宫内膜癌的发生与雌激素过度刺激有关,Ⅱ型与抑癌基因突变相关。

> **温馨提示**
>
> 雌激素依赖型子宫内膜癌绝大部分为子宫内膜样癌，少部分为黏液腺癌;非雌激素依赖型子宫内膜癌包括浆液性癌、透明细胞癌等。

4 年轻人会得子宫内膜癌吗?

子宫内膜癌近年来逐渐年轻化。如有子宫异常出血,需及时医院就诊,不要麻痹大意,耽误治疗。

5 子宫内膜癌可以治愈吗？

早期的子宫内膜癌的治愈率高，及早发现并及时治疗非常重要。

6 哪些不良的生活习惯与子宫内膜癌相关？

肥胖、缺乏运动、不规律的睡眠、高脂饮食等与子宫内膜癌的发生相关。故改变生活习惯、节制饮食、加强锻炼，通过控制高血压、糖尿病、肥胖等"富贵病"的发生可减少子宫内膜癌的发病率。

7 哪些人可能患子宫内膜癌？

高血压、糖尿病、肥胖的患者，多囊卵巢综合征、不育，绝经延迟者，有长期应用雌激素、他莫西芬或有其他雌激素增高的疾病史者，有乳腺癌、子宫内膜癌家族史者，尤应高度重视。

8 不孕症对子宫内膜癌的发生有什么影响？

不孕症与无排卵性功血、多囊卵巢综合征、功能性卵巢肿瘤相关。体内无孕酮对抗或孕酮不足子宫内膜缺少周期性变化，而长期处于高雌激素刺激增生状态，发生子宫内膜癌的危险性增大。

9 哪些食物可能增加患癌的风险？

因肥胖、高血压及糖尿病为子宫内膜癌好发的高危因素，故尽量远离高脂、高糖、高热量的食物。

10 什么是 Lynch 综合征相关的子宫内膜癌？

子宫内膜癌中约 5% 为家族遗传性，其中多数与遗传性非息肉性结直肠癌综合征（Lynch 综合征）相关，故称之为 Lynch 综合征相关子宫内膜癌。

11 子宫内膜癌有什么预防措施吗？

早期发现、早期治疗对子宫内膜癌至关重要。预防措施如下。

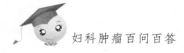

(1)对绝经后出血、更年期月经紊乱应注意排除子宫内膜癌的可能。年轻妇女月经紊乱治疗无效者,亦应及时做宫腔镜检查和子宫内膜活检。

(2)重视子宫内膜癌的癌前病变。对已证实有子宫内膜不典型增生等癌前病变者,根据患者情况,有生育要求者应及时给予大剂量孕激素治疗并监测病情变化,无生育要求者可行子宫切除手术治疗。

(3)严格掌握激素替代治疗的适应证,并合理使用。有子宫的妇女,在应用雌激素的同时宜适当应用孕激素保护子宫内膜,并严密监测。

(4)改变生活习惯,节制饮食,加强锻炼,通过控制高血压、糖尿病、肥胖等病的发生减少子宫内膜癌的发病率。

12 **绝经后激素治疗是否会增加患子宫内膜癌的风险?**

单用雌激素使子宫内膜癌的风险显著提高;雌、孕激素序贯用药不增加或轻微增加子宫内膜癌风险,但显著低于单用雌激素方案;连续联合用药明确降低子宫内膜癌风险,但长期应用(10 年或以上)是否对子宫内膜癌有益仍存在争议。

诊断疑问

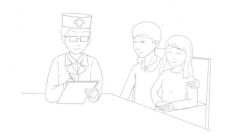

13 **如何早期发现子宫内膜癌?**

月经紊乱、阴道不规则出血、绝经后再次阴道出血,对于这些妇女,进行盆腔的超声检查是必要的。如果发现子宫内膜异常回声或不规则改变,或者绝经后妇女的子宫内膜超过 5mm,就需要考虑取得子宫内膜组织进行病理学检查。目前常用方法是宫腔镜检查及子宫内膜活检。

14 **绝境后阴道出血就一定是得了子宫内膜恶性肿瘤吗？**

首先应到医院做妇科检查。老年性阴道炎也可能会出现少量点滴的出现；需除外宫颈病变及子宫内膜良性的病变,这需要行进一步超声检查、宫颈细胞涂片及宫腔镜检查、子宫内膜活检等。因此出血后不要惊慌,及时就诊最重要。

15 **子宫的恶性肿瘤只有子宫内膜癌吗？**

不是。除了子宫内膜癌,还有子宫肉瘤及宫颈的各种恶性肿瘤。

16 **子宫内膜非典型增生会癌变吗？**

子宫内膜非典型增生存在潜在恶性以及进展为癌的风险，因此应行手术切除子宫。有生育要求的患者应在妇科医生的严密监测下进行药物治疗。

17 **如何进行子宫内膜癌筛查？**

需定期妇科检查及超声检查,必要时结合肿瘤标志物检查。

18 **排除子宫内膜癌需要做什么检查？**

最常用的方法是宫腔镜检查及子宫内膜活检。宫腔镜检查可直观宫腔及颈管内有无癌灶存在、癌灶大小及部位,对局灶型子宫内膜癌的诊断更为准确。

19 **子宫内膜癌癌前病变是什么？**

子宫内膜非典型增生。

20 **身体出现哪些症状时要重点排除子宫内膜癌？**

出现月经紊乱、阴道不规则出血、绝经后再次阴道出血等症状时要高度警惕,需除外子宫内膜癌。

21 **什么是诊断子宫内膜癌的金标准？**

子宫内膜诊刮病理检查是诊断的金标准。

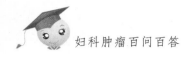

22 子宫内膜癌有哪些病理类型？

子宫内膜样腺癌、黏液性腺癌、浆液性腺癌、透明细胞癌、混合型腺癌、鳞状细胞癌、移行细胞癌、癌肉瘤等。

23 子宫内膜癌的影像学检查方法有哪些？各有什么特点？

检查方法有以下几种。

（1）彩超：子宫超声检查对子宫内膜癌在宫腔大小、位置、肌层浸润程度、肿瘤是穿破子宫浆膜或是否累及宫颈管等有一定意义，无创伤性及放射性损害。

（2）CT 扫描图像清晰，组织细微结构可准确描出，对肿瘤大小、范围可准确测出，还可确定子宫肿瘤向周围结缔组织、盆腔与腹主动脉旁淋巴结及盆壁、腹膜转移结节等。尤其对肥胖妇女的检查优于超声检查。

（3）MRI 可准确判断肌层受侵程度，从而较准确估计肿瘤分期。

24 血清肿瘤标志物对子宫内膜癌诊断及治疗有何意义？

常见的肿瘤标志物为 CA125、CA19-9 及 HE4。有子宫外转移，肿瘤标志物会升高，也可作为疗效观察及随访的指标。

25 子宫内膜癌患者为什么要做 Lynch 基因的检测？

识别 Lynch 综合征相关子宫内膜癌意义重大，该人群同时或异时发生多种癌的风险高，及早发现此类患者可有效降低患者及其家族的致癌风险，有望将并发结肠癌的风险降低 62%，死亡危险降低 65%。

26 子宫内膜癌是如何分期的？

最新的分期是按照 FIGO（2009 年）进行手术病理分期的。简单讲，Ⅰ期，肿瘤局限于子宫体；Ⅱ期，肿瘤侵犯宫颈间质，无宫体外蔓延；Ⅲ期，肿瘤局部和(或)区域扩散，如累及子宫浆膜层、附件、阴道、宫旁、盆腔淋巴结或腹主动脉淋巴结；Ⅳ期，肿瘤侵及膀胱和(或)直肠黏膜，和(或)远处转移。

27 子宫内膜癌的病理分期的意义是什么？

因为子宫内膜癌以手术治疗为主，故根据术后病理分期决定是否进行后续治疗，如化疗、放疗、放疗和化疗。

28 年轻的子宫内膜癌患者能保留生育功能吗？

可以保留生育功能，但需具备如下条件

- 子宫内膜样腺癌，高分化。
- MRI(首选)或阴道超声检查确定病灶局限于子宫内膜。
- 影像学检查未发现可疑的转移病灶。
- 血清 CA125 正常。
- 无药物治疗或妊娠的禁忌证。
- 经充分咨询了解保留生育功能并非子宫内膜癌的标准治疗方式，患者有非常好的医从性。
- 治疗前咨询生殖医学专家，是否具备妊娠的条件。

29 什么是早期子宫内膜癌，能治愈吗？

早期子宫内膜癌局限于子宫体，术后的 5 年生存率为 60%~70%，术后需要定期复查有无复发。

30 如果是中晚期子宫内膜癌还能生存多久？

具体能活多久是没有确切答案的，因为影响的因素太多。调整好心态，积极配合治疗，以目前的医疗水平来讲，是可以减轻症状、改善生活质量、延长生存期的。

31 子宫内膜癌术后如何检测复发？

治疗后需定期复查，包括盆腔检查、阴道细胞学涂片、胸部X线摄片、血清 CA125、CA19-9、HE4 检测，必要时进行 CT 及 MRI 检查。

32 子宫内膜癌转移的好发部位？

子宫内膜癌主要转移途径为：直接蔓延，即当肿瘤累及子宫浆膜层，种植

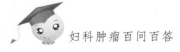

于盆腹膜、直肠子宫陷凹及大网膜;淋巴转移,即转移到盆腔淋巴结及腹主动脉旁淋巴结;血行转移,即晚期患者可转移至肺、肝、骨。

33 子宫内膜癌带癌有生存可能性吗?

这种可能性是存在的,需要调整好心态,积极配合治疗,更需要家庭成员的鼓励。

34 子宫内膜癌术后出现更年期症状可以使用激素吗?

使用激素是有争议的,是否使用有个体化差异,应和患者充分沟通。吸烟、有乳腺癌病史、卒中史等不宜雌激素替代治疗。

35 子宫内膜癌转移后有什么表现?

根据转移的部位不同,表现不一,也可能同时出现。如阴道转移,有出血的表现;如肺转移,会出现憋气、咯血等;如骨转移,会有骨痛甚至骨折等表现。

治疗疑问

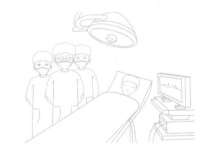

36 子宫内膜癌能根治吗?

早期子宫内膜癌及时治疗并定期随访,5年生存率是很高的,可达到90%以上。中晚期患者积极配合治疗有助于预后。

37 子宫内膜癌个体化治疗是什么?

所谓个体化治疗是在治疗子宫内膜癌的同时结合患者的年龄、能否保留生育功能、能否保留卵巢及有无手术、放化疗禁忌证等,来制订适合患者的治疗方案,以达到治疗的目的。

38 子宫内膜癌的手术模式是什么?

Ⅰ期患者行筋膜外全子宫双侧附件切除术加或不加盆腔淋巴结切除术加或不加腹主动脉旁淋巴结切除术;Ⅱ期行改良子宫根治性切除术或子宫根治性切除术+双侧附件切除术+盆腔淋巴结切除术+腹主动脉旁淋巴结切除术;Ⅲ和Ⅳ期手术应个体化,行肿瘤细胞减灭术,即尽可能切除盆、腹腔的病灶,使肉眼可见残存病灶小于 1cm 有助于预后。

39 什么是子宫内膜癌新辅助化疗?

如术前评估首次手术无法达到满意,可在术前行化疗,以缩小病灶范围,化疗后再行全面分期手术。

40 子宫内膜癌的化疗方案是什么?

标准一线化疗方案首选为紫杉醇+卡铂。

41 什么是子宫内膜癌的内分泌治疗?

适用于晚期、复发的高分化或雌激素/孕激素受体阳性的内膜样腺癌。药物有孕激素类、他莫昔芬、芳香化酶抑制剂、甲地孕酮/他莫昔芬(两者可交替使用)等。

> **温馨提示**
> 对于希望保留生育功能的年轻患者,在条件符合时可以应用大剂量孕激素治疗。

42 子宫内膜癌的患者可以保留卵巢吗?

如患者肿瘤高分化、肿瘤直径<2cm、侵犯肌层小于 1/2,非特殊类型的年龄小于 40 岁的子宫内膜样腺癌患者可保留卵巢。但是要求保留卵巢的患者术前一定要与主治医生沟通,了解保留卵巢的利与弊。术后一定要定期随访,要警惕有些子宫内膜癌患者会同时或若干年后发生卵巢癌。

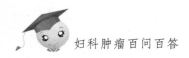

43 子宫内膜癌手术需要切除盆腔及腹主动脉旁淋巴结吗？

若肿瘤深肌层浸润、低分化、浆液性腺癌、透明细胞癌或癌肉瘤,要同时切除盆腔及腹主动脉旁淋巴结。

44 什么是子宫内膜癌前哨淋巴结活检术？

前哨淋巴结活检术(SLNB)是一种较为保守的治疗方法。通过检测肿瘤转移的第一站淋巴结了解是否有转移。如果病理证实为阳性,则做淋巴结清扫;如果为阴性,则结束手术。

温馨提示
这种方法能够减少手术范围、减轻手术创伤、减少复发率和后遗症。但是目前该项技术在子宫内膜癌中应用尚存在争议。

45 Lynch 综合征患者需预防性切除子宫吗？

因Ⅱ型 Lynch 综合征患者除结肠癌外,还表现为多样性肠外肿瘤,常见的有子宫内膜癌及卵巢癌。目前尚无有效的子宫内膜癌及卵巢癌筛查手段,但预防性切除子宫却能够有效预防Lynch 综合征相关性子宫内膜癌的发生。绝经后妇女可预防性切除子宫及卵巢输卵管,以降低子宫内膜癌及卵巢癌的风险。绝经前妇女应找妇科肿瘤专科医生监测。

46 手术后需要化疗和放疗吗？

应结合手术病理分期、组织分型和高危因素来决定是否放疗或放疗+化疗。

47 哪些类型的子宫内膜癌术后易复发？

一般来说子宫浆液性腺癌、透明细胞癌和癌肉瘤术后更易复发。

48 老年子宫内膜癌术后能耐受化疗吗？

综合评价患者有无化疗禁忌证至关重要,若除外化疗禁忌证,可尽量予个体化化疗。

49 **子宫内膜癌术后需放、化疗患者是先化疗还是先放疗？**

术后需放、化疗的患者可同步放、化疗，但由于放、化疗的副作用有叠加效应，故较多的患者治疗中不能耐受。目前常用的是序贯治疗，即化疗-放疗、放疗-化疗、化疗-放疗-化疗，其中"三明治疗法"（化疗-放疗-化疗）总生存率和无疾病进展生存率优于其他两种，尤其对于晚期子宫内膜癌患者有良好的耐受性。

50 **早期子宫内膜癌患者能做腹腔镜手术吗？**

可以。无腹腔镜手术禁忌证的子宫内膜癌患者应首选腹腔镜手术，不但术中出血少，而且术后恢复快，缩短住院时间，但需要由腹腔镜手术技术娴熟的妇科肿瘤医生来完成。

51 **子宫内膜癌手术都需要切除盆腔淋巴结及腹主动脉旁淋巴结吗？**

子宫内膜癌患者不是都需要切除盆腔淋巴结及腹主动脉旁淋巴结。如术中快速冰冻病理腺癌Ⅰ级或Ⅱ级，子宫内膜侵犯肌层<1/2，肿瘤直径<2cm，无宫外侵犯，则仅行筋膜外全子宫及双侧附件切除术；除此之外，则需要切除盆腔淋巴结及腹主动脉旁淋巴结。

52 **化疗需要多长时间？**

根据病情，术后需要化疗 4~6 个疗程，每个疗程间隔21~28 天。

53 **晚期子宫内膜癌还需要治疗吗？**

子宫内膜癌是属于相对"善良"的肿瘤，有些很晚期的患者经过姑息、支持治疗也可存活多年，因而晚期子宫内膜癌也不应放弃治疗。

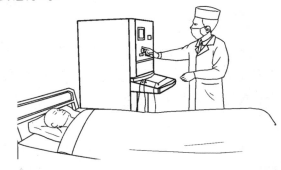

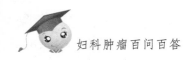

54 化疗时出现恶心、呕吐等如何应对?

化疗引起的恶心、呕吐具有感觉性和兴奋性输入的复杂性质,同时因致吐刺激引起的恶心、呕吐反射支路中有许多不同的步骤,因此应用单一止吐药不能有效或完全缓解呕吐。合用作用机制不同的止吐药常能取得较好的增强效果,例如可将多巴胺拮抗剂

温馨提示

化疗引起的迟发性恶心、呕吐,口服止吐药可起到预防作用。采用甲氧氯普胺联合地塞米松和丙氯拉嗪联合地塞米松连续 4~6 日的联合方案常能获得较好的保护作用。

(如甲氧氯普胺、酚噻嗪类、丁酰苯类)、肾上腺皮质激素(如地塞米松、甲泼尼龙)和抗组胺药(如异丙嗪、苯海拉明等)合用。

55 放、化疗中的饮食需注意什么?

患者食欲缺乏、营养状况下降,影响治疗效果。合理饮食有助于维持营养平衡,以少量多餐为主,多饮清水,可缓解胃部不适。根据自己的爱好选择高热量、高蛋白、高纤维素、易消化的食物,避免甜、油炸、高脂饮食。

56 化疗期间口腔溃疡怎么办?

要保持口腔清洁,可以用盐水漱口,溃疡的表面涂药物如溃疡散等。化疗期间以清淡易消化的饮食为主。

57 化疗期间便秘如何应对?

化疗期间因给予止吐药物且患者饮食量减少等原因,易出现便秘。饮食上宜多食蔬菜、水果,多饮水,辅助一些缓泻的药物如麻仁软胶囊、芦荟胶囊、便通胶囊等,也可使用开塞露。

58 **化疗反应大,能否说明治疗有效吗?**

化疗反应大与治疗效果不成正比。如果化疗副反应加重,反而会使化疗延期,影响治疗。

59 **有不脱发的化疗药物吗?**

所有的化疗药物在杀伤恶性肿瘤细胞的同时也会损害人体的正常细胞,引起毛囊细胞损伤导致脱发,但是化疗患者在治疗结束后会长出很黑很浓的头发,因此患者不必担心。

60 **术后患者何时开始进补?**

一般术后 3~4 周患者基本能较正常地饮食了。初期可以易咀嚼、易消化的饮食为主,同时服用一些所谓民间的食补偏方,但是一定要牢记不要因此影响正常的三餐饮食。

61 **年龄大且并发症多的患者能手术吗?**

如果有明确的手术禁忌证,不能手术;否则以手术治疗为主,姑息性全子宫+双侧附件切除术亦可使患者受益。

62 **放疗有什么副作用吗?应如何应对?**

放疗的副作用主要如下。

(1)放疗区域的皮肤反应和损伤。早期发红、发痒、疼痛,或红斑、脱皮,晚期会出现色素沉着、萎缩、深部纤维化,护理不当会出现继发感染。出现症状时可局部外用药物治疗。

(2)骨髓抑制,如白细胞下降、贫血、血小板降低,严重者导致感染出血等,可予药物治疗。平时饮食可以吃些补血的食物,如大枣、阿胶等。

(3)不同程度的放射性膀胱炎和直肠炎,出现腹泻、便血、尿频、血尿、排便困难等症状。

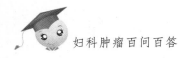

如出现症状,一般是对症治疗

- 尿频、尿痛等泌尿系统症状可口服诺氟沙星、银花泌炎灵等。
- 腹泻可口服十六角蒙脱石等胃肠黏膜保护的药物。
- 排便困难可口服缓泻的药物如麻仁软胶囊及芦荟胶囊等。
- 如出现严重的腹泻、便血、血尿等,需停止放疗,找就诊时的主治医生进行对症治疗。

63 子宫内膜癌转移到远处器官的发生率高吗?

容易发生转移的器官是什么?部分特殊病理类型及低分化腺癌发展快,短期内出现转移,宫颈及附件是较容易发生转移的脏器,腹腔内大网膜、肠管、肝脏等脏器可能发生远处转移,甚至转移至骨、肺。

64 肿瘤标志物波动是不是提示治疗失败?

子宫内膜癌的监测肿瘤标志物主要是 CA125,但 CA125 敏感性高,特异性低,因此出现波动后,还要结合影像学检查及患者的症状、特征来综合判断是否复发。

65 中药能治愈子宫内膜癌吗?

子宫内膜癌是以手术治疗为主+/−术后放、化疗,可以在全程治疗结束后,辅以中药调节身体,但不能完全依赖中药治疗。

66 手术把子宫的恶性肿瘤切除了,还需要治疗吗?

根据术后病理,若具有高危因素,说明可能出现恶性肿瘤子宫外转移,术后追加放、化疗是必要的。

67 术后多久做化疗或放疗合适?

术后一周后,只要患者能耐受化疗,即可开始治疗;阴道顶端愈合后尽早开始放疗,最好不超过 12 周。

68 **不能耐受手术的子宫内膜癌的治疗有什么？**

可以进行肿瘤靶向治疗或内分泌治疗。

69 **子宫内膜癌晚期的患者能手术吗？**

术前如评估不能手术或术前评估首次手术无法达到满意时，可在术前行新辅助化疗，再重新评估是否手术切除。

70 **晚期子宫内膜癌出现恶病质、腹胀、肠梗阻等怎么处理？**

出现上述症状时建议将患者送至具有临终关怀的医院，予胃肠外营养补充支持治疗，同时给予患者及家属精神上的疏导，帮助患者走完人生最后的路程。

71 **子宫内膜癌晚期疼痛要忍吗？**

不需要忍受，到特殊门诊按照患者疼痛的分级给予不同的止痛药物，尽可能口服给药、按时给药，期望达到个体化治疗原则。

康复疑问

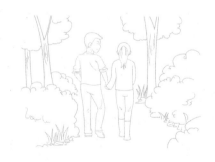

72 **子宫内膜癌治疗后如何复查？复查项目有哪些？**

子宫内膜癌治疗后应定期随访，以便及早发现复发。内容包括询问病史、盆腔检查及阴道细胞涂片、胸片检查、血 CA125 检测等。必要时 CT 及 MRI 检查。

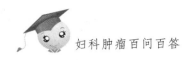

73 **子宫内膜癌术后可以工作吗?**

当然可以。如术后患者恢复情况良好,一定的工作反而有利于患者心情及情绪。

74 **子宫内膜癌患者饮食如何调整?**

子宫内膜癌患者术后要忌食辣椒、麻椒、白酒等刺激性食物及饮料。患者饮食宜清淡,多食瘦肉、鸡肉、鸡蛋、鹌鹑蛋、鲫鱼、甲鱼、白菜、芦笋、芹菜、菠菜、黄瓜、冬瓜、香菇、豆腐、海带、紫菜、水果等。常吃富有营养的干果类食物,如花生、芝麻、瓜子等食物。饮食定时、定量,不能暴饮暴食。

75 **保留生育功能的子宫内膜癌患者完成生育后需要切除子宫吗?**

子宫内膜癌保守治疗成功的患者,停止治疗后多数有复发的可能,因而完成生育后需行全子宫双侧附件切除术+手术分期。

76 **治疗后,患者如何自我心理调整?**

恶性肿瘤患者有过长期不正常的情绪状态,尤其是有过度紧张和过度忧郁的历史。其表现为情绪压抑和内向、防御和退缩等。这些负面情绪对机体免疫系统有抑制作用,影响对肿瘤细胞的免疫监控,致使瘤细胞活跃,肿瘤发生和发展。恶性肿瘤本身,又可作为一种恶性刺激,对患者产生严重的心理影响。面对癌症的威胁,患者要经过一个对疾病理解并接受治疗的复杂心理适应过程。

患者可以做如下的自我调整

- 参与一切活动,多与外界交流。与最信任的人要多交谈。
- 采取适宜的放松疗法,如热水浴、按摩、音乐、深呼吸,与朋友、亲人旅游等。
- 与患相同疾病的人群建立微信群或QQ群,大家定期组织活动。针对恐惧可举出一些康复治疗的例子,说明同一种疾病预后不一定相同,要始终充满期待和希望。
- 要保持心情舒畅,把心中的悲伤讲出来。在合适的时间和场合,让自己发泄自己的悲伤(比如大哭一场),但要认识到只有战胜疾病才是应该做的。

77 家庭成员如何帮助患者进行心理疏导及日常照顾？

家庭成员要先认识到精神
痛苦会影响患者的情绪变化，使
病情加重，因此要调整好心理状
态，帮助患者渡过难关。

（1）通过语言与非语言的
方式解除患者因对疾病的恐惧
而带来的心理问题。

（2）营造轻松、舒适的家庭
环境，减少对患者的不良刺激，如室内的光线要柔和，要减少噪声；适当的幽默
语言。

（3）鼓励患者参与一切活动，多与外界交流。

（4）无微不至的关怀，让患者心理上得到最大的支持和安慰，以减轻其心
理上的痛苦。

（5）在平时饮食上以清淡易消化、高蛋白饮食为主，合理搭配，种类丰富。

（6）尽量以与正常人的心态及语言和患者交流，不要时刻强调她是一个
患者。

78 子宫内膜癌治疗结束后，需要随访及复查吗？

子宫内膜癌患者定期复查及严密随访非常重要。通过定期的妇科检查、相
关的血液及影像检查，才能够尽早发现恶性肿瘤复发。

79 子宫内膜癌治疗后，有必要总是担忧复发吗？

必要的担心是对的，但是不能因此惶惶度日。应该把癌症当成慢性疾病对
待，放松心情，积极面对。

80 患者出院后，可以进行哪些体育锻炼？

出院后，患者身体比较虚弱，可以散散步，待身体逐渐恢复后，可以打太极

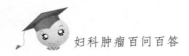

拳、游泳等,以增强体质,提高免疫力。

81 子宫内膜癌合并糖尿病患者饮食该如何调整?

子宫内膜癌患者多合并糖尿病,因此在饮食中需要高蛋白、低糖,多吃鱼、虾、瘦肉及豆类、蔬菜等,同时监测血糖。

82 术后出现外阴或下肢水肿如何解决?

首先减少活动,用大黄及芒硝敷患处,经过一段时间治疗后,水肿能逐渐消退。

83 术后复查发现盆腔淋巴囊肿怎么办?

盆腔淋巴囊肿是比较常见的术后并发症。如囊肿较小,可以观察或口服中药治疗。如果囊肿较大,口服中药一段时间后,无明显缩小或逐渐增大且患者存在不适症状,可行超声引导下引流术。

84 子宫内膜癌患者术后康复过程中饮食需要注意什么?

子宫内膜癌患者术后或放疗、化疗后没有特殊限制的饮食种类,但是需要注意应进食宜消化的食物。尤其放疗后,需保持大便通畅,谨慎肠粘连及梗阻的发生。化疗期间禁止进食容易过敏的食物。Ⅰ型子宫内膜癌患者禁止进食含有雌激素作用的保健品及药物。

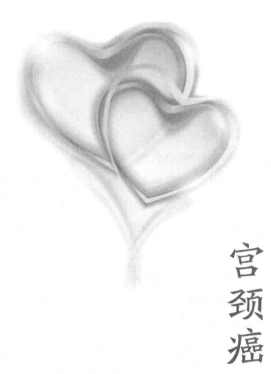

宫颈癌

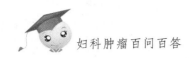

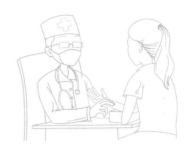

基础疑问

1 什么是宫颈癌？

宫颈癌是指发生在子宫颈的恶性肿瘤，是在子宫阴道部及宫颈管的妇科恶性肿瘤，近年来其发病有年轻化的趋势。宫颈癌的转移，可向邻近组织和器官直接蔓延，向下至阴道穹隆及阴道壁，向上可侵犯子宫体，向两侧可侵犯盆腔组织，向前可侵犯膀胱，向后可侵犯直肠。也可通过淋巴管转移至宫颈旁、髂内、髂外、腹股沟淋巴结，晚期甚至可转移到锁骨上及全身其他淋巴结。血行转移比较少见，常见的转移部位是肺、肝及骨。

> **温馨提示**
>
> 近几十年宫颈筛查的普遍应用，使宫颈癌和癌前病变得以早期发现和治疗，宫颈癌的发病率和死亡率已有明显下降。

2 宫颈癌离我们远吗？

谈起宫颈癌，许多女性认为这个可怕的病魔离我们很遥远，其实全球流行医学调查显示，宫颈癌是全球女性第 4 常见的恶性肿瘤。发展中国家的宫颈癌发病占全球的 85%，而我国每年新增病例 13 万人，接近全球总数的 1/3，且大多都是中晚期，其中有 5.3 万女性同胞死于宫颈癌，且患者年龄呈年轻化趋势。这与部分地区医疗水平滞后、妇女保健意识落后有密切的关系。女同胞们一定要重视自身宫颈健康,定期查体,积极预防宫颈癌的发生。

❸ 什么是 HPV?

HPV 是人乳头瘤病毒的缩写,为环状双链 DNA 病毒,感染皮肤及黏膜上皮,可以导致感染部位的上皮增生,在某些环境的刺激下可能向恶性转变。该病毒只侵犯人类,对其他动物无致病性。在临床上,HPV 有多种亚型,根据HPV 亚型致病力大小或致癌危险性大小的不同,将 HPV 分为低危型和高危型两大类。高危型 HPV 可引起肛门、生殖道癌。

❹ 什么是子宫颈上皮内瘤变(CIN)?

子宫颈上皮内瘤变是一组与宫颈浸润癌密切相关的一组子宫颈病变。子宫颈上皮内瘤变根据细胞的分化成熟度、细胞核的异型性以及核分裂活性等将其分为 CINⅠ、Ⅱ、Ⅲ级,以此指导临床处理,然而这些 CIN 亚分类的形态学分界并不明确。目前对子宫颈鳞状上皮内病变进行两级分类,"低级别鳞状上皮内病变(LSIL)"和"高级别鳞状上皮内病变(HSIL)",并用病变代替了瘤变。新的分类系统,将CINⅠ级及相关的 HPV 感染归为LSIL,而将 CINⅡ、Ⅲ级归为 HSIL。

❺ 发现宫颈上皮内瘤变就一定会进展为宫颈癌吗?

宫颈癌前病变发展至宫颈癌有一个渐进的演变过程,时间可以从数年到数十年。但高级别的宫颈上皮内瘤变必须经过 LEEP 术或锥切术以确定宫颈的确切病变程度。

❻ 宫颈癌的筛查应该从多大年龄开始?

美国妇科和产科医师协会制订的宫颈癌筛查指南提出:年龄小于 21 岁的女性,无论是否有性生活或其他危险因素均不纳入子宫颈癌筛查项目。建议女性在 21 岁时开始初筛。美国的宫颈癌筛查指南并不一定完全适合于中国,但可以参照。

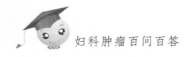
7 宫颈癌的筛查包括哪些方面？

宫颈癌是威胁妇女健康的恶性肿瘤,HPV 持续感染是其发生的必要条件。从宫颈癌前病变发展为宫颈癌需要 10~20 年,这段时间为宫颈癌的筛查提供了有利时机，液基细胞学检查和 HPV 检测是目前宫颈癌的主要筛查方法。液基细胞学检查是从宫颈移行带收集脱落细胞,将其转移至液体储存液中,在实验室进行处理(液基细胞技术),HPV 检测是从宫颈脱落细胞中检测有潜在致癌风险(高危型)的 HPV 亚型。两者联合检测可有效减少假阳性结果,极大地提高子宫颈癌筛查的敏感度和阴性预测值 (阴性预测值可达 97%~100%),且对子宫颈腺癌有较好的筛查效果,成为子宫颈癌筛查的优选方案。

8 如何选择宫颈癌的筛查种类？

美国妇科和产科医师协会制订的宫颈癌筛查指南提出:21~29 岁的女性每 3 年 1 次行细胞学筛查;30~65 岁女性筛查有2 种方案，优先的方案是细胞学和HR-HPV 共同检测每 5 年 1 次,另 1 种方案是单独细胞学检查每 3 年 1 次。有常规筛查史的 65 岁以上女性在停止筛查前10 年中,有 3 次连续的阴性细胞学检查结果，或 2 次连续的细胞学和 HR-HPV 共同检测双阴性,并且最近的 1 次筛查在 5 年之内和过去20 年无 CINII 及以上病史的女性,应停止进行宫颈癌筛查。

温馨提示
美国的宫颈癌筛查指南并不一定完全适合于中国,但可以参照。

9 何时停止宫颈癌的筛查？

美国妇科和产科医师协会制订的宫颈癌筛查指南提出：有常规筛查史的 65 岁以上女性在停止筛查前 10 年中，有 3 次连续的阴性细胞学检查结果,或 2 次连续的细胞学和 HR-HPV 共同检测双阴性，并且最近的 1 次筛查在 5 年之内和过去 20 年无 CINII 及以上病史的女性,应停止进行宫颈癌筛查。美国的宫颈癌筛查指南并不一定完全适合于中国,但可以参照。

10 **阴道镜检查可以成为宫颈癌筛查的首选方法吗？**

阴道镜检查可以将宫颈部位的黏膜放大到数十倍，能够清晰地观察到其细微结构，对从非正常上皮、血管以及疑似病变区域取样活体检查起到良好的促进作用，对早期发现宫颈癌和癌前病变起到至关重要的作用。但是阴道镜检查只是一种辅助手段，不建议阴道镜检查作为宫颈癌筛查的首选方法。

11 **什么情况下需要做阴道镜检查？**

(1)宫颈细胞学检查 LSIL 及以上、ASCUS 伴高危型 HPV DNA 阳性或AGC者。

(2)HPV DNA 检测 16 或 18 型阳性者。

(3)宫颈锥切术前确定切除范围。

(4)妇科检查怀疑宫颈病变者。

(5)可疑外阴、阴道上皮内瘤变、阴道腺病、阴道恶性肿瘤。

(6)宫颈、阴道及外阴病变治疗后复查和评估。

12 **阴道镜检查有时间要求吗？**

阴道镜检查的最佳时间是月经干净后的 3~4 天内。如果必要，阴道镜检查也可以在月经期的任何时间内进行。

13 **HPV 检测阳性就一定会得宫颈癌吗？**

HPV 有低危型(如 HPV6、11、42、43、44 等)和高危型(如 HPV16、18、31、33、35、58 等)之分。高危型 HPV 持续性感染能够引起高级别子宫颈病变和宫颈癌，高危型 HPV 检测对于及早发现子宫颈癌前病变极具意义。但是在 HPV 检测用于子宫颈癌筛查中需保持的一个清醒的概念，即 HPV 感染只是一种感染而不是一种疾病，对它的任何过度忽视或恐惧、任何过度或少的干预都可能造成误诊、误治或漏诊、漏治。因为宫颈癌的发

温馨提示
理性、规范、准确的筛查诊断是临床正确处理的前提。

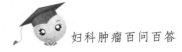
生、发展除了病毒本身外,宿主的免疫状况、易感性、是否合并其他病毒感染、多性伴侣、吸烟、饮酒、环境等因素都起着重要作用。

14 HPV 检测阴性就一定不会患宫颈癌吗?

由于几乎所有的宫颈癌病例的样本中都能找到 HPV,从而印证了 HPV 是宫颈癌的致病病毒的观点,也使得宫颈癌成为目前人类所有恶性肿瘤中唯一病因明确的肿瘤。但是临床上也可以见到宫颈细胞学为 ASCUS,而 HPV 阴性的患者。研究表明,此类患者宫颈癌及其癌前病变的危险度非常低。

15 HPV 阳性需要治疗吗?

HPV 病毒感染非常常见,如果感染了低危型 HPV,机体可通过自身免疫系统将大多数病毒逐渐清除,无需进一步治疗;如持续感染,引发尖锐湿疣等疾患,需及时治疗。如果感染的是高危型 HPV,还是建议要尽快治疗。药物治疗对病毒有抑制作用,但是如果想彻底根治HPV,仅仅依靠药物是不行的。应定期行 HPV 检查,尽可能避免感染 HPV,积极提高机体免疫力,预防宫颈疾患的发生。

16 宫颈病变有哪些?

宫颈病变是指宫颈区域发生的各种病变,是泛指宫颈器质性疾病的总称。主要包括宫颈炎症、宫颈损伤、宫颈畸形、子宫内膜异位症、宫颈良性肿瘤、宫颈癌前病变及宫颈癌等。

17 为什么吸烟的女性容易患宫颈癌?

吸烟是宫颈癌的一个已知高危因素。吸烟或被动吸烟的女性,宫颈黏膜上皮可分泌一些与吸烟相关的代谢产物,进而影响宫颈内的某些免疫调节和效应细胞的数量和分布。主动吸烟通过削弱宫颈组织的自主免疫功能而引发宫颈癌,或 HPV 共同促进宫颈癌的发生、发展;被

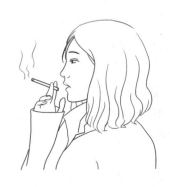

动吸烟对于基因缺陷型妇女是一种强致癌因素。因此，无论是主动吸烟还是被动吸烟均可促进宫颈癌的发生、发展。

18 癌前病变一定会进展为宫颈癌吗？

癌前病变(高级别子宫颈上皮内瘤变)的及时治疗可有效地扼制其癌变，即对子宫颈上皮内瘤变—早期浸润癌—浸润癌连续发展的过程，治疗可予以阻断。从子宫颈上皮内瘤变到癌的自然演变一般是 10 年左右，这将是重要的不可疏忽的时间。宫颈癌是可以预防、可以治愈的疾病，其关键在于此期的及时诊断和正确处理。

19 出现宫颈癌前病变有感觉吗？

宫颈癌前病变大多数患者是没有什么特殊症状的，偶有女性发现性生活后出血，妇科内诊检查后子宫出血或阴道排液增多。但是由于宫颈这个部位区别于其他器官，医生可以通过阴道检查予以直视。定期做好"防癌"检查，可以积极预防宫颈病变。

20 HPV 与宫颈病变有什么关系？

HPV 有低危型（如 HPV6、11、42、43、44 等）和高危型（如 HPV16、18、31、33、35、58 等）之分，高危型 HPV 持续性感染能够引起高级别子宫颈病变和子宫颈癌，其中以 HPV16 和 18 型感染率最高，致癌性也远大于其他高危型 HPV 亚型。子宫颈病变程度与 HPV 的病毒负荷量并不

平行,却与高危型 HPV 感染时限呈正比。高危型 HPV 检测对于及早发现子宫颈癌前病变极具意义。致癌性最强的 HPV 基因型为 HPV16 型,主要导致宫颈鳞状细胞癌;其次为 HPV18 型,主要导致宫颈腺癌。

21 **HPV 如何传播?**

HPV 主要的感染途径有如下几种

- 性传播途径。
- 密切接触。
- 间接接触:通过接触感染者的衣物、生活用品、用具等。
- 医源性感染。
- 母婴传播:由婴儿通过孕妇产道的直接暴露。

22 **男性会感染 HPV 吗?**

男性一般通过生殖器阴道和肛门性交接触染上生殖器 HPV 病毒。男性可能感染并携带 HPV,并通过性行为感染性伴侣。

23 **如何测试男性是否携带 HPV?**

对于男性,HPV 病毒感染同女性一样普遍,测试男性是否携带 HPV,现阶段还没有真正受到认可的男性 HPV 感染测试。对于男性诊断出 HPV 病毒是基于表现出来的症状(如果存在),如生殖器尖锐湿疣。

24 **男性感染 HPV 的症状有哪些?**

生殖器 HPV 患者的主要症状是生殖器尖锐湿疣。然而许多男性 HPV 患者根本无任何症状。如果生殖器尖锐湿疣继续扩散,会生长在阴茎、阴囊、大腿或腹股沟上肛门处或其周围。一旦与感染患者进行口交,生殖器尖锐湿疣也会生长在嘴巴里或喉咙处,

温馨提示

少数情况下,持续感染高危型 HPV 病毒男性患者,可能发展成阴茎癌或肛门癌。

但这种情况很少见。生殖器尖锐湿疣大小不一,有些小到肉眼都看不见。生殖器尖锐湿疣有的扁平,呈肉色;有的鼓起来,凹凸不平,像花椰菜。这些湿疣一

般成群成簇地生长,可导致瘙痒、灼热以及不适。也有可能湿疣从来没出现。

25 HPV 疫苗能否预防宫颈癌？

目前,已被 FDA 批准用于临床的疫苗包括预防 HPV6、11、16、18 的四联疫苗(商品名是 Gardasil),预防 HPV16、18 的二联疫苗(商品名是 Cervarix),Gardasil 9(人乳头瘤病毒 9 价疫苗,重组)疫苗是Gardasil 4(4 价疫苗)的"接班人",用于 9~26 岁女性以及 9~15 岁男性的主动免疫,预防由 7 种高危型 HPV(16、18、31、33、45、52、58)导致的宫颈癌、外阴癌、阴道癌、肛门癌,以及预防由2种低危型 HPV(6、11)导致的生殖器疣(尖锐湿疣)。此外,Gardasil 9 还可用于预防由这 9 种基因型 HPV(6、11、16、18、31、33、45、52、58) 导致的宫颈、外阴、阴道及肛门癌前病变。据估计,Gardasil 9 疫苗所覆盖的 7 种高危型 HPV 导致了约 90% 的宫颈癌病例及 80% 的宫颈高级别病变,其余 2 种低危型 HPV 导致了约 90% 的生殖器疣。

> **温馨提示**
>
> 疫苗的高疗效主要是针对既往无 HPV 感染的女性,对于已有 HPV 感染的女性,是否起到预防作用尚不明确。

26 宫颈癌疫苗的费用及注意事项有哪些？

目前已有宫颈疫苗在港澳台上市,价格大约 3000 元。宫颈癌疫苗有望在内地通过临床试验后,3 年左右时间上市,届时广大女性不用远赴港澳台就可接种疫苗,而且国内价格也肯定更便宜。对疫苗成分有过敏者及孕妇不宜接种。如果注射开始后怀孕,待分娩后再继续注射完成即可。

27 宫颈癌疫苗需要几针？

宫颈癌疫苗需在 6 个月内完成 3 次注射。受试者接种第一针疫苗后,此后第 2 和第 6 个月分别追加接种疫苗一次。未成年人接种需取得监护人的同意。

28 男孩子是否需要注射宫颈癌疫苗？

男孩也应接种宫颈癌疫苗,以避免将致病病毒传染给伴侣,还可帮他们预

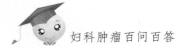

防生殖器官和肛门附近部位发生癌变,前提是要及早接种。

29 何时是注射宫颈癌疫苗的最佳时间?

宫颈癌疫苗理论上越早注射越好。美国食品药品管理局批准的宫颈癌疫苗的接种人群为 9~26 岁。澳大利亚批准的此类接种人群是 10~45 岁。小孩子的免疫机制比大人好,打了疫苗产生的抗体会比大人高些。女性年龄越小,发生性行为越少,疫苗的保护效果也就越好。

30 接种宫颈癌疫苗以后是不是就不用进行常规的宫颈癌筛查了?

由于宫颈癌疫苗只可用于预防,对于已经感染病毒的患者并无治疗作用,因此,最佳接种人群是未发生过性行为的女性。值得注意的即使注射疫苗的女性,宫颈癌的筛查仍是不可缺少的,有性行为的女性应定期进行生殖系统体检。

31 宫颈息肉会癌变吗?

宫颈息肉临床非常多见,是慢性宫颈炎的一种表现形式。宫颈由于慢性炎症的刺激,宫颈管黏膜局部增生,逐渐向外口突出,并形成息肉,这就是宫颈息肉。宫颈息肉的根部大多附着在子宫颈外口或者颈管内。息肉一般较小,直径多在 1cm 左右,一个或多个,色鲜红,质软,蒂细长,易出血。宫颈息肉主要是采取手术的方法进行治疗。

温馨提示

对患者宫颈慢性炎症及时关注,并将其消除,避免再次发生息肉,宫颈息肉有较低的恶变率,虽然很低,也不能麻痹大意,建议取样送病理,进一步排除恶变可能。

32 有接触性出血就一定是患宫颈癌了吗?

宫颈癌患者会出现接触性出血的症状,但是接触性出血不是宫颈癌的唯一症状,所以接触性出血与宫颈癌不能画等号。宫颈癌的诊断必须以组织学病理为金标准。

33 宫颈癌有办法预防吗？

宫颈癌是威胁妇女健康的恶性肿瘤，从宫颈癌前病变发展为宫颈癌需要10~20 年，这段时间为宫颈癌的筛查提供了有利时机。液基细胞学检查和 HPV 检测是目前宫颈癌的主要筛查方法。这有效地降低了宫颈癌的发病率和病死率。被 FDA 批准的用于临床预防宫颈癌的疫苗已上市，针对既往无 HPV 感染的女性，可起到积极预防宫颈癌的作用。

34 HPV 阳性影响怀孕吗？

HPV 本身不影响受孕，但是考虑到怀孕后 HPV 感染可能会造成的不良结局，建议还是治疗转阴后在医生指导下进行受孕。

35 HPV 阳性准备妊娠要做些什么？

HPV 是指一种病毒，它分为低危和高危，其中低危型主要引起外生殖器湿疣等良性病变。而高危型与宫颈前病变及宫颈癌相关。妊娠期由于免疫功能下降，类固醇激素水平增加，局部血液循环丰富，可加速尖锐湿疣的生长，导致其数目多、体积大、多区域、多形态，巨大的可以阻塞产道，影响发生在子宫阴道部及宫颈管的恶性肿瘤。

宫颈癌的转移，可向邻近组织和器官直接蔓延，向下至阴道穹隆及阴道壁，向上可侵犯子宫体，向两侧可侵犯盆腔组织，向前可侵犯膀胱，向后可侵犯直肠。也可通过淋巴管转移至宫颈旁、髂内、髂外、腹股沟淋巴结，晚期甚至可转移到锁骨上及全身其他淋巴结。血行转移比较少见，常见的转移部位是肺、肝及骨。可通过垂直传播感染，导致其后代喉乳头状瘤的发生。

温馨提示

如果孕前检测 HPV 呈阳性，建议进一步检查，排除生殖道病变的可能。

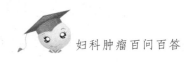

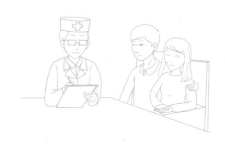

诊断疑问

36 宫颈癌如何确诊？

必须取得宫颈病变组织经组织病理学检查确诊。

37 宫颈癌是如何分期的？

宫颈癌仍采用 FIGO2009 临床分期,根据盆腔检查和临床评估进行。肥胖者最好在麻醉下有两位或两位以上妇科肿瘤专业医生进行双合诊或三合诊检查。分期应在治疗前确定,已确定的分期不能因为后来的发现而改变。I 期:宫颈癌局限于子宫颈。Ⅱ 期:肿瘤超越子宫颈,但未达真骨盆或阴道下 1/3;Ⅲ期:肿瘤扩散至骨盆壁和(或)累及阴道下 1/3 和(或)引起肾盂积水或肾无功能;Ⅳ期:肿瘤超出了真骨盆范围或侵犯膀胱和(或)直肠黏膜。

38 宫颈癌的分期有何意义？

临床医生需根据宫颈癌的临床病理分期采取适当的治疗方式。

39 宫颈癌的组织学病理分型临床有何特点？

鳞状细胞癌、腺癌、腺鳞癌、宫颈内膜腺癌、透明细胞腺癌、小细胞癌、未分化癌、其他如恶性黑色素瘤、肉瘤等。不同病理类型的预后不同。

40 什么是早期宫颈癌？

早期宫颈癌是指 I A~Ⅱ A 期宫颈癌。

41 **什么是中晚期宫颈癌？**

中晚期宫颈癌是指ⅡB~Ⅳ期宫颈癌。

42 **什么是意外发现的宫颈癌？**

是指术前诊断为子宫良性病变而做了简单子宫全切术，术后病理发现有宫颈癌。

43 **什么是复发性宫颈癌？**

复发性宫颈癌是指规范手术治疗后1年，放疗后6个月出现新的病灶为宫颈癌复发。

44 **什么是宫颈癌未控？**

是指规范手术治疗后不足1年，放疗后不足6个月出现新的病灶为宫颈癌未控。

45 **妊娠期感染 HPV 会传染胎儿吗？**

妊娠期 HPV 感染垂直传播是否引起胎儿畸形、胎儿窘迫、死胎等尚存在争议。妊娠期 HPV 感染垂直传播最主要的危害和最值得关注的后果是其后代可能发生儿童喉乳头状瘤。儿童喉乳头状瘤多由 HPV-6 型、11 型感染所致，具有多发、易复发、难根治的特点，对患儿健康造成极大危害。

46 **妊娠期阴道出血是否可以做阴道镜检查？**

目前临床非常重视孕前宫颈病变筛查工作，重视产科并发症与宫颈癌的鉴别诊断，如果在孕前没有及时做好宫颈癌的筛查，在不明原因的情况下出现阴道流血，应予以重视，阴道镜是一种妇科临床诊断仪器，适用于各种宫颈病变的诊断。阴道镜能将观测到的图像放大，借助这种放

温馨提示

阴道镜检查也不会对宝宝有致畸的作用，不用过于担心。

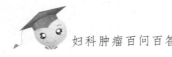

大效果,医生可以清楚地看到宫颈上极其微小的病灶细节,这有助于提高判断宫颈病变的准确率,在阴道镜的指导下,对可疑的病变取活检组织标本,进而组织病理学检查,为疾病的早期诊断提供依据,使患者提前得到有效的治疗。

47 妊娠合并宫颈癌的患者能否行核磁检查?

MRI 为妊娠期肿瘤评估首选的影像学检查,可在三维空间评估肿瘤大小、浸润深度及其与阴道、宫旁组织受累及淋巴结侵犯的情况。目前尚无确切数据证实妊娠期个体接触 MRI 对胎儿有不良影响,但由钆剂（如钆双胺）为主的MRI 造影剂,可通过胎盘,并且可经胎儿肾过滤最终排泄至羊膜腔,可能对胎儿造成不良影响。因此,不推荐对妊娠期妇女常规进行增强 MRI。

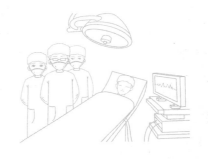

治疗疑问

48 什么是宫颈癌的同步放、化疗?

宫颈癌同步放、化疗是以盆腔外照射加腔内近距离照射,同时应用铂类为基础的化疗。放疗作用范围局限于盆腔,可控制局部病灶,但不能有效控制远处转移。化疗药物不仅可直接发挥细胞毒作用,降低肿瘤细胞活性或杀死肿瘤细胞,还能增强肿瘤细胞对放射线的敏感性,同时化疗药物可随血液循环作用于全身各处的肿瘤细胞,

温馨提示

以顺铂为主的同步放、化疗主要用于宫旁浸润、淋巴血管间隙受累、手术切缘阳性、局部进展性、广泛淋巴结及全身转移和复发等具有高危因素的宫颈癌患者。

降低复发率和远处转移率,因此两者具有协同作用。

49 什么是宫颈癌新辅助化疗?

宫颈癌的新辅助化疗是指宫颈癌患者在手术前或放疗前先进行全身化疗,也称早期化疗或先期化疗。

宫颈癌新辅助化疗作用的可能机制

● 使瘤体缩小,有利于肿瘤的完整切除。

● 早期辅助化疗可防止癌细胞向远处转移。

● 可改善宫旁浸润情况,使其分期下降至可以手术的期别。

● 化疗药物可使肿瘤细胞对放疗的敏感性增强,起到放疗增敏剂的作用。

● 使手术时肿瘤细胞活力低,不易播散入血,减少术中播散及术后转移。

50 低级别鳞状上皮内病变如何处理?

低级别鳞状上皮内病变患者中,65%的病变可以自行消退;20%的病变持续存在,保持不变;只有15%的病变继续发展。而这15%的患者是目前不能预测的。因此该情况患者应该进行定期检查,严密监测宫颈情况。

对于低级别鳞状上皮内病变患者趋于保守。但是如果存在低级别鳞状上皮内病变并细胞学结果为鳞状上皮内,高度病变或非典型腺细胞,建议积极处理,如果阴道镜检查不满意建议行 LEEP 或锥切;如果阴道镜检查满意,可以行物理治疗。

对于细胞学提示高级别鳞状上皮内病变的患者建议进行阴道镜检查,并对可疑病灶取活检。

如果阴道镜检查发现 CIN Ⅱ 及以上病变,则应进一步治疗。其中对于21~24 岁年轻妇女,如果阴道镜检查发现 CIN Ⅱ 及以上病变,则应进一步治疗。

如果阴道镜下活检未见 CIN Ⅱ 、CIN Ⅲ 及以上病变,可以随诊观察,每间隔6 个月进行阴道镜和细胞学检查直至 24 个月。在观察期间如果阴道镜改变似高级别病变或细胞学检查为 HSIL 持续 1 年,则推荐活检。

如果细胞学 HSIL 持续24 个月,但组织学活检没有发现 CIN Ⅱ 及以上病变,则推荐诊断性子宫颈锥切或 LEEP。

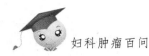

如果阴道镜检查不满意或发现 CIN Ⅱ 或 CIN Ⅲ 或不可以分级别的CIN 病变,则推荐诊断性子宫颈锥切或 LEEP。

如果连续两次细胞学阴性且阴道镜检查未见高级别病变的证据, 可恢复常规筛查。

51 宫颈癌的高危因素有哪些?

据以往资料显示,宫颈癌发病与下列高危因素有关:性生活紊乱(多个性伴)、过早性生活、早婚、早育、多产;患有其他 STD(性传播疾病)者;正在接受免疫抑制剂治疗者;吸烟、吸毒者;经济状况低下、种族和地理环境等。

52 妊娠期宫颈活检病理结果是子宫颈上皮内瘤变Ⅲ级,该如何处理?

妊娠期发现子宫颈上皮内瘤变Ⅲ级建议继续观察, 每 3 个月进行一次细胞学和阴道镜联合检查,产后 6~8 周再次评估,按重新评估后的情况处理。

53 宫颈癌的治疗原则是什么?

宫颈癌的治疗原则

- Ⅰ A 期首选手术,不能耐受手术者可放疗。
- Ⅰ B~Ⅱ A 期 可选择根治性手术或根治性放疗。
- 对桶状宫颈腺癌,最好先化疗后决定手术或放疗。
- Ⅱ B~Ⅳ A 期以放疗为主,增敏化疗可提高疗效。
- Ⅳ B.姑息放疗。

54 子宫颈癌保留生育功能的治疗有哪些?

(1)宫颈锥切术。 Ⅰ A1 期的宫颈鳞癌及腺癌;Ⅰ A2 期的宫颈鳞癌,术后病理一定要明确有无脉管癌栓,切缘是否阴性,宫颈间质是否受累,病灶是否为多中心。

(2)广泛性宫颈切除术(保留宫体)。

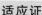

适应证

- 渴望生育的年轻患者。
- 患者不存在不育的因素。
- 病灶≤2cm。
- FIGO分期为：ⅠA2~ⅠB1。
- 鳞癌或腺癌。
- 阴道镜检查未发现宫颈内口上方有浸润。
- 未发现区域淋巴结有转移。

55 宫颈癌患者可以保留卵巢吗？

早期宫颈癌的卵巢转移率很低，宫颈鳞癌卵巢的转移率<1%，宫颈腺癌约10%，临床资料也显示卵巢分泌的性激素与宫颈鳞癌的发生无明确关系，因此，对早期子宫颈鳞癌术中可常规保留双侧卵巢，宫颈腺癌则是常规切除双侧卵巢。

保留卵巢的指征

- 子宫颈鳞癌。
- 年龄≤45岁。
- 肿瘤直径<2cm。
- 无子宫体和宫旁组织的浸润。
- 无明确的淋巴结转移。
- 对需要全程放、化疗的年轻患者可以选择在放疗前将双侧卵巢移位至盆腔放射野以外的部位，常常固定在结肠侧沟、横结肠下方。

56 什么是宫颈癌的根治性手术？

包括切除子宫、宫颈及骶、主韧带，部分阴道和盆腔淋巴结及选择性主动脉旁淋巴结清扫或取样。

57 腹腔镜下宫颈癌广泛性子宫切除及腹膜后淋巴结清扫术可行吗？

随着腹腔镜技术的不断成熟和手术器械的进步，其在宫颈癌手术中的应用越来越广泛。微创手术治疗宫颈癌的优势在于创伤小、出血少、术后复发率低、康复快、住院时间短，安全性及可行性与开腹手术相当。但是它对医生有了

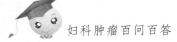

更高的要求:要同时具备妇科肿瘤手术能力与腹腔镜技术,术中还要求术者熟知腔镜下能量器械的特点,避免手术副损伤。一定要选择专业的妇科肿瘤科医生就诊。

温馨提示

腹腔镜技术可用于宫颈癌根治性手术治疗,也可以应用于局部晚期宫颈癌的盆腔和腹主动脉旁淋巴结的评估。

58 全子宫切除术后发现是宫颈浸润癌 Ⅰ A1 期,如何处理?

建议行盆腔和腹部 MRI 及 X 线检查,如必要需进一步行 PET-CT 检查估计疾病情况。如无转移,建议无脉管浸润 Ⅰ A1 期患者严密随诊。

有脉管浸润 Ⅰ A1 期患者,切缘阴性且影像检查未见残存肿瘤,选择进一步盆腔体外及腔内放疗加或不加同步化疗,或者行广泛宫旁组织切除+阴道上段切除术+盆腔淋巴结切除术加或不加腹主动脉旁淋巴结取样术。切缘阳性,肉眼可见残留灶,影像检查未见淋巴转移,选择盆腔体外照射加同步化疗,如阴道切缘阳性,应根据具体情况加腔内近距离放疗。切缘阳性,肉眼可见残留灶,影像检查见淋巴转移,选择切除肿大淋巴结,术后盆腔体外照射加同步化疗,如阴道切缘阳性,应加腔内近距离放疗。

59 宫颈癌 Ⅰ B1、Ⅱ A1 期患者应该如何治疗?

Ⅰ B1、Ⅱ A1 期患者,可选择根治性子宫切除术和盆腔淋巴结切除术,必要时腹主动脉旁淋巴结取样,手术和放疗对患者的创伤和并发症基本相当,故可根据患者的具体情况选择手术或放疗,因为涉及保留卵巢和阴道功能等问题,一般年轻患者多推荐手术治疗,年长患者多推荐放疗。术后有复发高危因素的患者可采用辅助放疗或同步放、化疗。

60 宫颈癌 Ⅰ B2、Ⅱ A2 期患者应该如何治疗?

放疗结束后行辅助性子宫切除术(3 级证据)。以上 3 种推荐中,最合适的方案是同期放、化疗。第 3 种选择同期放、化疗之后是否进行辅助性子宫切除术还存在争议。该做法可减少盆腔复发,不改变总生存率,但却会增加并发症。故只

目前可选择的治疗方案有3种

● 盆腔放疗+顺铂同期化疗+近距离放疗后辅助子宫切除术（Ⅰ级证据）。

● 广泛性子宫切除术+盆腔淋巴结切除加或不加主动脉旁淋巴结取样（ⅡB级证据）。

● 盆腔放疗+顺铂同期化疗+近距离放疗。

适用于放疗结束后仍有肿瘤残留，或病灶、子宫已超出近距离放疗所能涉及放疗区域的患者。腹腔镜手术可减少术后并发症。

国内妇瘤科学者认为由于ⅠB2、ⅡA2期的处理争议较大，且本期患者多存在高危或中危因素，选择手术者术后有50%~80%的患者需补充放疗，合并采用手术和放疗会增加治疗的并发症和后遗症，但疗效并不比直接放、化疗者高，放、化疗是首选的标准治疗方法。

61 根治性宫颈切除术后想通过辅助生殖受孕会有多大影响？

目前根治性宫颈切除术给这类早期宫颈癌的患者带来了福音，肿瘤学安全性可与根治性子宫切除术相媲美，也保留了大部分患者的生育能力。但术后的女性相比普通不孕女性实施辅助生育更加困难，原因有：宫颈切除术后残余宫颈较难定位，同时部分患者宫颈狭窄导致胚胎移植器械难以进入宫颈口需要

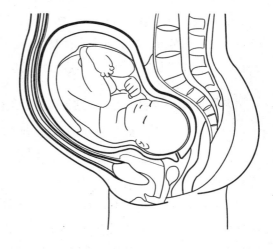

行宫颈扩张，有些需要多次扩张甚至长期放置导尿管或Smit套管。这些都减少了辅助生育的成功率，导致患者受孕失败或需多次受孕。需要注意的是，辅助生育增加了单次妊娠的胎儿数量，易造成流产和早产，为此我们建议在实施辅助生育技术时应尽量防止多胎受精，从而减少宫颈功能不全的发生。

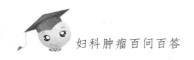

妇科肿瘤百问百答

62 复发宫颈癌如何治疗？

宫颈癌 80% 的复发出现在术后 2 年内，主要的复发部位在盆腔。局部复发的患者，如既往没有接受放疗或者复发部位在原来放疗野之外，可选针对肿瘤的同期放、化疗，加或不加阴道后装放

温馨提示

远处转移患者，适合局部治疗者，可选择手术切除加或不加放疗、局部消融加或不加放疗、放疗同步化疗，还可用化疗。不适合局部治疗者建议参与临床试验或化疗或最好的支持治疗。

疗(一种特殊的放疗，经阴道进行治疗)；能切除者也可以考虑手术切除。同期化疗可使用顺铂单药或顺铂加 5-FU。

放疗后中心性复发可考虑盆腔器官廓清术，加或不加术中放疗(IORT)(Ⅲ级证据)。复发病灶≤2cm 的中心性复发病例，也可以考虑行广泛性子宫切除术或阴道近距离放疗。对于非中心性复发者，可选择手术切除加或不加术中放疗、肿瘤放疗加或不加化疗、化疗支持治疗或参加临床试验。

63 宫颈癌患者化疗后出现骨髓抑制该如何治疗？

宫颈癌化疗期间最常出现的不良反应为骨髓抑制。骨髓抑制是抗肿瘤药物最常见的剂量限制性的毒性反应，主要引起患者白细胞下降，继发严重感染或血小板减少引起出血，严重时甚至导致死亡。重组人粒细胞集落刺激因子是目前常用的防治化疗后血白细胞下降的药物之一，特异性刺激粒细胞系体细胞分化、增殖、成熟的中性粒细胞，同时还能促进骨髓中成熟的中性粒细胞向外周血释放及增强中性粒细胞的功能。因此，能明显升高白细胞，缩短粒细胞缺乏的时间，减轻骨髓抑制的程度，加快骨髓造血功能的恢复以及减少因白细胞下降所致的感染，提高机体对大剂量化疗的耐受性。

64 宫颈癌近距离腔内照射和体外照射有何区别？

从放射源的角度来讲，腔内治疗放射源的强度远远弱于体外照射。从距离来讲,因为腔内治疗的另外一个名字叫近距离治疗,所以它的距离是近的,而体外放射治疗是相对比较远的。照射体积腔内治疗的最大特点是和距离有关系,距离远照射的剂量、力度下降非常明显,那么照射体积是非常小的。对于体外放射治疗来讲,只要射线通过的地方都受照,那么照射体积是非常大的。对于剂量的均匀度,腔内治疗是极其不均匀的,而体外照射相对均匀。对正常组织的损伤,腔内治疗相对辐射很少,而体外放射治疗时射线范围内的组织都有放射损伤。

65 子宫颈癌腔内近距离放疗(内照射)和体外照射如何实施?

如果患者需接受近距离放疗,可通过腔内施源器(宫腔内管和阴道插植物保持器)完成。可根据患者及肿瘤的解剖特点来选择近距离放疗时使用的阴道部件,包括卵圆体、环状体和阴道圆筒,这些阴道部件都与宫腔内管相连。放疗前 MRI 有助于检测出残余肿瘤的几何形状。如果患者需接受外照射放疗,多数情况下可在放疗后期进行近距离放射治疗,这时肿瘤体积已明显缩小,近距离放疗器械容易到达合适的位置。部分极早期患者(如 I A2 期),单用近距离放疗即可治愈。对于肿瘤形态较特殊无法进行近距离放疗的患者最好由专家完成间质插植放疗。子宫已切除的患者(尤其是阴道黏膜切缘阳性或近切缘的患者)可通过使用阴道圆筒来完成外照射放疗以增强放疗效果。体部立体定向放射治疗并不能替代近距离放疗。

66 放疗后盆腔中心性复发或病灶持续存在该如何治疗?

此类患者采用盆腔器官廓清术有潜在治愈可能。术前需明确是否存在远处转移。如果复发仅限于盆腔,可进行手术探查。未侵犯盆壁及淋巴结者可切除盆腔器官。根据肿瘤的位置采用前、后或全盆腔器官廓清术。若有足够的手术切缘,可保留盆底和肛门括约肌。盆腔器官廓清术很少用于初始治疗,仅用于不宜盆腔放疗或因先前患有其他疾病,已接受过盆腔放疗或局部晚期宫颈癌不适合盆腔放疗的患者。

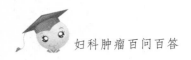

妇科肿瘤百问百答

67 放疗后出现放射性皮炎,该如何处理?

宫颈癌患者放疗后,患者会自觉局部皮肤出现红斑、充血、水肿,自觉疼痛或灼热感,严重者发生表皮破损,渗液,糜烂。患者温水用柔软毛巾沾洗,避免化学和机械的刺激。告诉患者切不可抓挠,尽量减少摩擦,不贴胶布,穿全棉宽松的内衣,局部用痱子粉,减轻对局部皮肤的刺激,注意个人卫生,保持会阴、腹股沟清洁、干燥。

68 放疗后会出现胃肠道不适,如何处理?

一般表现为食欲缺乏、恶心、呕吐、腹痛等,轻者不必处理,反应严重者,给予镇静、止吐及补充液体,同时加强口腔清洁护理,鼓励患者进食,多吃高蛋白、高维生素、低脂饮食。

直肠反应多数在放疗 2 周后开始出现,主要表现为大便次数增多、腹痛腹泻、里急后重、黏液便等,严重者粪便带血。给予饮食指导,患者避免进食纤维素多的或对肠有刺激的食物,注意保持会阴及肛门清洁。

> **温馨提示**
>
> 症状明显者可药物保留灌肠,可酌情暂停放疗,以减轻局部炎症反应。经过以上处理后症状都有明显改善。

69 放疗后出现阴道不适怎么办?

多在体外照射后做近距离治疗,使阴道黏膜充血、水肿、疼痛,或形成溃疡,严重者可致感染,嘱患者保持外阴清洁干燥,放疗期间及结束后 6 个月内坚持每天阴道冲洗,以利组织修复,防止粘连。

70 宫颈癌患者放疗出现血尿怎么办?

放疗会对宫颈癌患者的膀胱造成损伤。膀胱反应出现在放疗 3 个月内,或放疗中,主要表现为尿频、尿急、血尿、尿痛或排尿困难等,进而导致发热、

> **温馨提示**
>
> 严重者出现膀胱-阴道瘘,需要手术治疗。

下腹坠胀、痛等。嘱患者每日大量饮水,养成定时排尿的习惯,特别是不能憋尿,症状较轻的患者,抗感染、止血治疗后会很快康复。严重者需暂停放疗。部分患者合并糖尿病、高血压或盆腔手术史,在放疗后1年左右发生放射性膀胱炎的发生率增加,主要表现为尿频、尿急、尿痛、尿血,以保守治疗为主。

71 宫颈癌术后出现尿潴留并发症应如何预防?

宫颈癌是妇科最常见的恶性肿瘤,广泛性全子宫切除术是治疗宫颈癌的根治性手术。但是该手术切除范围非常广,包括输卵管、主韧带等,常常造成一些术后并发症的出现,尿潴留就是比较常见的并发症之一。

温馨提示

尿潴留主要指的是手术完毕后,患者在15天左右时,仍然不能正常排尿,即便是排尿后,身体内的残余尿量也会≥100 mL。

72 宫颈癌根治术后尿潴留的如何预防呢?

(1)宫颈癌根治术对患者造成了较大的身体创伤,一旦并发尿潴留,有很大可能导致患者的心理底线崩溃,部分患者甚至因为手术及并发症的双重打击,出现抑郁、焦虑等情况。心理支持对患者的康复以及治疗、预防尿潴留都具有较大的积极意义。

(2)能够有效地防止出现尿潴留。例如,最常见的盆底肌肉锻炼为缩肛运动、排尿中断训练。缩肛运动主要是指导患者在不收缩下肢以及臀部肌肉的情况下,能够自主收缩耻骨、尾骨以及周围的肌肉,这有助于患者的排尿和控制。

(3)医务人员必须掌握好患者拔尿管的时机。留置尿管时间过长会导致患者身体出现异常,留置尿管时间过短会导致患者的膀胱功能恢复不良。留置尿管患者膀胱充盈或者是患者有尿意时拔管,效果较好。

73 预防宫颈癌的有效方法有哪些?

宫颈癌目前是人类所有恶性肿瘤中唯一病因明确的肿瘤,是唯一可以预防的癌症,宫颈癌预防我们要注意以下几方面。

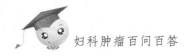

(1)病因的预防提倡晚婚、禁止早婚和性生活紊乱,加强性道德及性卫生教育,积极防治与宫颈癌发生有关的疾病等。另外要加强环境保护,适宜饮食、适宜运动,以增进身心健康,提高免疫力。

(2)临床预防,即"三早"预防。所谓的"三早"即早发现、早诊断、早治疗,防止初发疾病的发展。女性朋友们应该及时进行妇科检查,积极行宫颈癌筛查,及早发现宫颈癌变情况。

(3)疫苗预防。目前研制的 HPV 疫苗对于未感染HPV 的女性能起到积极预防宫颈癌的作用。

74 宫颈癌同步放、化疗期间为什么要复查血常规?

宫颈癌放、化疗期间最常出现的不良反应为骨髓抑制。骨髓抑制是抗肿瘤药物最常见的剂量限制性的毒性反应,主要引起患者白细胞下降,继发严重感染或血小板减少引起出血,严重时甚至导致死亡,因此放、化疗期间要严密监测血常规。

75 贫血对宫颈癌的放、化疗效果有影响吗?

宫颈癌患者一般越是晚期贫血越重。ⅡB 期及以后宫颈癌患者一般采用放、化疗治疗。如果患者的贫血不及时纠正,机体的状态欠佳,将会直接影响患者的进一步治疗。

76 宫颈癌在治疗期间为什么阴道分泌物多?是正常的吗?

宫颈癌在治疗期间,阴道黏膜充血、水肿、疼痛,或形成溃疡,严重者可致感染。因此会出现阴道分泌物多,要积极干预。

77 宫颈癌在治疗期间为什么要冲洗阴道?

宫颈癌的治疗会损伤阴道上皮、结缔组织及小血管,从而引起炎症反应及细胞死亡、血供减少、组织缺氧、弹性蛋白丢失、胶原沉积、透明样变,最终纤维化,这一系列的变化导致阴道黏膜变薄,润滑作用减弱,瘢痕形成及纤维化,使得阴道变短,缺乏弹性,干燥。一部分患者甚至会完全丧失阴道的功能。宫颈癌在治疗期间，患者应保持外阴清洁干燥，放疗期间及结束后6个月内坚持每天阴道冲洗，以利组织修复，防止粘连。

78 宫颈癌根治术后多久复查？

宫颈癌术后首次复查一般建议为术后2个月，主要目的是检查术后恢复情况及阴道断端愈合情况。第1年内每3个月复查1次，第2年内每3~6个月复查1次，第3~5年每6~12个月复查1次，此后每年复查随诊，直至终生。

温馨提示

雌激素缺乏(放疗诱发性停经或生理性停经，或激素替代治疗中止所致)可能会加剧阴道弹性及润滑作用的减弱及阴道黏膜变薄、萎缩，进行阴道冲洗可以减轻局部症状。

79 宫颈癌复查的项目有哪些？

宫颈癌治疗后复查的内容有：①病史、体检、盆腔检查、三合诊检查；②阴道细胞学和人类乳头瘤病毒(HPV)检测；③超声；④肿瘤标志物 SCC 检查；⑤X 线及全血检查；⑥必要时 MRI、泌尿系统、消化道检查；⑦可疑早期复发时，PET 检查，评估全身情况。

80 宫颈癌治疗后可以有性生活吗？

宫颈癌治疗后可以有性生活。宫颈癌患者无论心理上还是生理上都很脆弱，性生活过程中普遍存在着性交痛，尤其是放疗患者，由于放疗的放射性损伤远期会造成阴道狭窄，多数患者都停止了性生活。其实，这不是一种科学的做法。患

温馨提示

适度的性生活，有利于阴道黏膜早日恢复正常，也有利于患者及伴侣的心理健康。性生活时应注意卫生，性生活时动作切忌过于激烈。

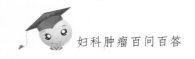

者在治疗后 3 个月复查后,肿瘤治愈者可以开始性生活。

81 宫颈癌根治术后,双下肢水肿怎么办?

患者体位尽量避免压迫盆腔和下肢静脉,早期下床活动,尽量减少卧床时间。为患者抬高下肢。通过穿长筒弹力袜间断挤压下肢来改善下肢血液循环。对于下肢有轻微症状的患者及时给予小剂量肝素预防性治疗,可给予腓肠肌电刺激和腓肠肌加压。

82 宫颈癌根治手术后,排便、排尿困难是什么原因? 可以恢复吗?

宫颈癌根治术是治疗早期宫颈癌的重要手段,但由于该手术累及范围广及盆底广泛的淋巴清扫,会影响盆底神经包括所支配的胃肠支的功能,术中对腹膜和肠管本身的刺激和长时间的肠道牵拉、暴露,可引起反射性的肠麻痹和肛门括约肌痉挛。手术对支配膀胱的交感和副交感神经功能有一定的损伤,使神经的传导功能受到影响,继而中断或者降低骶髓的排尿反射,减弱排尿功能和降低膀胱逼尿肌的功能,使自主排尿受到影响。因此宫颈癌根治手术后患者会出现排便、排尿困难,但是通过功能锻炼是可以恢复的。

83 只要注射 HPV 疫苗就不会患宫颈癌吗?

由于 HPV 疫苗对于已经感染病毒的患者并无治疗作用,因此即使注射疫苗的女性,宫颈癌的筛查仍是不可缺少的。有性行为的女性应定期进行生殖系统体检。注射 HPV 疫苗并不意味着就不会患宫颈癌。

84 晚期宫颈癌就不能治疗好了吗?

晚期宫颈癌已不适于手术治疗,应以放、化疗为主,目前临床的大部分疗效是肯定的。但是治疗效果取决于宫颈癌的期别、病理类型、机体对放化疗的敏感性以及科学、合理的治疗方案。

85 什么叫 LEEP 术?

LEEP 术主要原理是采用高频无线电刀通过 LOOP 金属丝产生超高频电

波,在电刀接触人体组织的瞬间,产生阻抗,吸收高频电波产生的高热来进行各种操作。LEEP 术通过切除病变的同时能够完整地保留组织学标本,为宫颈病变病理学检查提供标本,从而提高了诊断率。

86 LEEP 术适合治疗哪些宫颈病变?

(1)中重度宫颈糜烂患者,宫颈湿疣、宫颈白斑、宫颈赘生物。

(2)确诊为 CIN Ⅰ 级且呈持续状态,无随访条件者。

(3)CIN Ⅱ 级、CIN Ⅲ 级者。

(4)宫颈管较深者。

87 什么叫宫颈锥切术?

宫颈锥切术是切除子宫颈的一种手术, 也就是由外向内呈圆锥形的形状切下一部分宫颈组织。它一方面是为了做病理检查,确诊宫颈的病变;另一方面也是切除病变的一种治疗方法。

88 宫颈锥切术适合治疗哪些宫颈病变?

(1)细胞学检查多次发现有恶性细胞,阴道镜检查无异常,宫颈活检或分段诊刮颈管阴性者,应做宫颈锥切进一步确诊。

(2)宫颈活检已确诊是宫颈高级别上皮内病变,显微镜下发现有宫颈癌微小浸润,为了确定手术范围,可以先做宫颈锥切,切下宫颈组织做进一步的病理检查,以明确病变程度,指导手术范围的选择。

(3)怀疑宫颈腺癌,但宫颈活检或刮颈管阴性者。

89 宫颈癌的治疗方式有哪几种?

(1)手术治疗。手术主要用于早期宫颈癌患者。常用术式有筋膜外全子宫切除术、次广泛全子宫切除术及盆腔淋巴结清扫术、广泛全子宫切除术及盆腔淋巴结清扫术、腹主动脉旁淋巴切除或取样、盆腔廓清术,根据患者不同分期选用不同的术式。

(2)放射治疗适用于:①中晚期患者;②全身情况不适宜手术的早期患

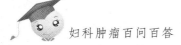

者;③宫颈大块病灶的术前放疗;④手术治疗后病理检查发现有高危因素的辅助治疗。

(3)化疗。主要用于晚期或复发转移的患者,近年也采用手术联合术前新辅助化疗(静脉或动脉灌注化疗)来缩小肿瘤病灶及控制亚临床转移,也用于放疗增敏。

90 宫颈癌患者行子宫切除术后发现阴道上皮内瘤变应如何处理?

部分宫颈癌患者术后随访中发现阴道上皮内瘤变,是由于高危型 HPV 感染阴道黏膜上皮所致。宫颈癌患者术后如发现细胞学检查异常,应行阴道镜检查,常规行阴道镜下全面阴道壁检查,对可疑病变部位取活检。由于阴道本身结构的复杂性,尤其是残端阴道正常解剖结构的改变,以及阴道暴露的困难性,需要有经验的妇瘤科医师进行操作和诊断,必要时需多次、多部位、多点活检。对于已经明确为阴道上皮内瘤变的患者,应行进一步治疗,包括局部药物治疗、局部病灶阴道黏膜上皮切除术等。

91 放疗后盆腔中心性复发或病灶持续存在该如何治疗?

此类患者采用盆腔器官廓清术有潜在治愈可能。术前需明确是否存在远处转移。如果复发仅限于盆腔,可进行手术探查。未侵犯盆壁及淋巴结者可切除盆腔器官。根据肿瘤的位置采用前、后或全盆腔器官廓清术。若有足够的手术切缘,可保留盆底和肛门括约肌。盆腔器官廓清术很少用于初始治疗,仅用于不宜盆腔放疗或因先前患有其他疾病,已接受过盆腔放疗或局部晚期宫颈癌不适合盆腔放疗的患者。

92 年轻有生育要求的宫颈癌 Ⅰ A1 期患者,术后何时可以妊娠?

行宫颈锥切术 Ⅰ A1 期患者,术后严密随访追踪细胞学检查,手术后半年内每月对患者进行随访,包括盆腔检查,盆腔 B 超和 SCC。若无异常此后每 2 个月随访 1 次,1 年后 3 个月 1 次,3 年后 6 个月 1 次;每 3 个月进行一次宫颈细胞学检查,如果两次均为阴性,建议患者可以妊娠。有学者建议术后 6 个月可以妊娠。

93 宫颈癌患者放疗后如何复查？复查项目有哪些？

宫颈癌患者放疗后 1~2 年,每 3 个月随访,了解患者的治疗效果和放疗反应常规。行常规妇科检查,血、尿、便常规,肝肾功能,肿瘤标志物,盆、腹腔超声或 MRI、CT、胸片等。PET-CT 有利于全身情况的评估,放疗后 3~5 年,每 3~6 个月随访,检查项目同前。

94 为什么宫颈癌的治疗需要找有经验的妇科肿瘤医生？

宫颈癌分期采用 FIGO2009 年临床分期,区别于其他多数肿瘤的手术分期,是根据盆腔检查和临床评估进行的。分期在治疗前确定,已确定的临床分期不能因为后来的发现而改变。因此需要经验非常丰富的妇科肿瘤医生。

95 为什么宫颈癌术前建议行 CT、MRI、PET-CT？

CT 具有空间分辨率高的特点,可清晰显示盆腔肿块的密度、数目及大小等。MRI 对宫颈癌病灶的定位、定性、分期均具有较高的准确性;多方位成像可完整、清晰地显示盆腔内各个脏器的空间结构。此外,MRI 组织分辨率较高,可为宫颈癌的诊断提供直观的组织学及解剖学基础。PET-CT 因其分子显像技术的优势,兼顾了解剖学特点与功能学特点,现已广泛应用于肿瘤的诊断和研究。在子宫颈癌领域,PET-CT 已经应用于子宫颈癌患者的初始分期、治疗计划的制订、治疗后的监控和随访以及预后的判断。因此在宫颈癌术前建议行影像学检查,为宫颈癌的临床诊断提供可靠依据。

96 宫颈癌复发了就无法治疗了吗？

无论初次治疗的方法是手术还是放疗,由于解剖变异、周围组织粘连以及已经导致的并发症,给再次治疗带来了一定的困难,并易造成更严重的并

温馨提示

目前,国内外对转移、复发宫颈癌的治疗趋势是采用多种手段的综合治疗。如何提高晚期复发癌患者的治疗效果,仍为当前临床和研究面临的重要问题。

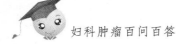

发症。因此,在再次治疗前除详细询问病史外,还应进一步检查有无远处转移病灶,了解复发转移病灶与周围组织的关系,评价以前的放射损伤范围和正常组织的耐受程度等,从而在考虑以上特殊情况后,选择最适宜的个体化治疗。复发、转移的宫颈癌治疗方式的选择主要依据患者本身的身体状况、转移或复发部位、范围及初次治疗方法来决定。

97 宫颈癌全程放、化疗后还需要切子宫吗?

宫颈癌全程化疗之后进行辅助性子宫切除术还存在争议。该做法可减少盆腔复发、不改善总生存率,但却增加并发症。故只适用于放疗结束后仍有肿瘤残留,或病灶或子宫已超出近距离放疗所能涉及放疗区域的患者。腹腔镜手术可减少术后并发症。

98 意外发现的宫颈癌如何处理?

意外发现的宫颈癌是指单纯筋膜外子宫切除术后意外发现的浸润性宫颈癌。可选择的影像学检查包括胸片、CT 和 PET-CT,如有指征做MRI。对于 ⅠB1 期或更小的肿瘤,不需常规进行影像学检查。对于无淋巴脉管间隙浸润的 ⅠA1 期患者,可随访监测。对于有淋巴脉管间隙浸润的 ⅠA1 期或 ⅠA2 期或更高期别的肿瘤,取决于切缘状态。如果切缘阳性、影像学检查阴性,建议行盆腔放疗+含顺铂同期化疗加或不加个体化近距离放疗。切缘和影像学检查均阴性并无高危和中危因素者,可选择:①盆腔放疗加或不加含顺铂的同期化疗+阴道近距离放疗;②宫旁广泛切除+阴道上段切除+盆腔淋巴结切除加或不加腹主动脉旁淋巴结取样。如果有中危因素(如原发肿瘤大、深部间质浸润、淋巴脉管间隙浸润),建议行盆腔放疗加或不加阴道近距离放疗。

温馨提示

对肉眼见病灶残留、影像学检查阳性、淋巴结加或不加宫旁阳性和(或)手术切缘阳性的患者,建议行同期放、化疗。阴道切缘阳性者,建议行个体化近距离放疗。

99 分娩时发现宫颈癌如何处理？

宫颈癌是合并妊娠女性中最常见的妇科恶性肿瘤，可在剖宫产的同时行广泛性子宫切除术和盆腔淋巴结切除术。经阴道广泛性宫颈切除术已在部分早期宫颈癌患者中成功实施。对那些选择放疗的患者，传统的放疗加或不加化疗需要做适当调整。

康复疑问

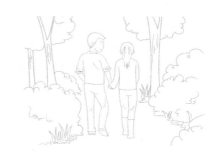

100 宫颈癌患者进行放疗后，是否该有性生活？

宫颈癌患者无论心理还是生理都会很虚弱，尤其是放疗患者，由于放疗的放射性损伤远期会造成阴道狭窄，需要患者定期检查及阴道冲洗。为使身体尽快康复，多数患者都停止了性生活。其实，这不是一种科学的做法。患者在放疗后3个月复查，肿瘤治愈者可以开始性生活。阴茎的冲击能帮助女性阴道扩张，阴道、宫颈分泌物及男性精液的润滑，加上局部充血和适度摩擦，有利于阴道黏膜早日恢复正常。患者阴道黏膜抗病能力较弱，因此，应尽量少用各种阴道清洗液。性生活时应注意卫生，动作切忌过于激烈。

101 放疗后复查发现阴道狭窄是怎么回事？为什么建议用阴道扩张器？

阴道狭窄多继发于盆腔放疗，特别是体外照射联合近距离腔内放疗后。放射损伤了阴道上皮、结缔组织及小血管，从而引起炎症反应及细胞死亡、血供减少、组织缺氧、弹性蛋白丢失、胶原沉积、透明样变，最终纤维化，这一系列的变化导致阴道黏膜变薄，润滑作用减弱，瘢痕形成及纤维化，使得阴道变短，缺

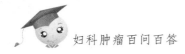

乏弹性，干燥。一部分患者会完全丧失阴道的功能。

102 宫颈癌可以应用中药治疗吗？

可以。宫颈癌患者治疗期间应用中药治疗扶正固本，以改善患者的饮食、睡眠情况，提高患者的免疫功能，增强患者的体质，而且对防止癌症的复发和转移将会大有益处。

温馨提示

雌激素缺乏(放疗诱发性停经或生理性停经，或激素替代治疗中止所致)可能会加剧阴道弹性及润滑作用的减弱及阴道黏膜变薄、萎缩。放疗后希望维持或恢复性生活的患者建议接受扩张治疗。

103 宫颈癌会遗传吗？

如果家族中的宫颈癌患者是远亲(表姐妹或曾祖母)，那么，亲人的患病概率将略高于常人平均危险系数；如果是近亲(母亲、亲姐妹、女儿)患有宫颈癌，那么直系亲属的患病概率要比普通人高；如果直系亲属是在 50 岁前确诊患上宫颈癌的，医学研究显示，宫颈癌是一个具有明显亲友型遗传特征的恶性疾病，那么，亲属以后患上此病的危险性还要更大一些；而如果有两位或者两位以上的近亲都有宫颈癌病变、病史，那么直系亲属患病的概率则比普通人高得多。

104 宫颈癌治疗期间应注意哪些饮食方面的调整？

温馨提示

少量多餐、高热量、高蛋白质的饮食方式，维持良好的营养状态，避免体重下降。

治疗过程中，患者可能出现不同程度的腹痛、腹泻、腹胀、食欲下降等胃肠道反应。因此，要做好饮食护理，使患者顺利完成治疗。患者宜进食清淡、营养、易消化的食物，多食新鲜蔬菜、水果，肉类以炖汤为主，不宜进食高油脂食品、咖啡、碳酸饮料，对乳糖不耐受者，可暂停乳制品的摄入，改用替代食品。

105 宫颈癌患者不能吃哪些食物？

宫颈癌患者应禁忌肥腻、油煎、烤炸、生冷、辛辣刺激性及坚硬难消化的食物。

106 宫颈癌治疗后可以补充雌激素吗？

宫颈癌疾病是常见的妇科恶性肿瘤之一，严重危害着女性的身体健康。近年来，宫颈癌的发病呈现出年轻化的趋势。对年轻宫颈癌患者，要及时、准确地把握患者治疗后的卵巢功能状况。对卵巢功能丧失者，有适应证无禁忌证时可选用激素治疗。雌激素的口服及经皮给药途径均可有效缓解相关的躯体及精神心理症状。且经皮给药途径因无需经肝脏代谢，对身体的影响小，适用范围更广。

107 宫颈癌治疗后需要补充钙片吗？

宫颈癌患者在接受综合治疗后[手术和(或)放、化疗]，卵巢切除或综合治疗后出现卵巢功能的降低，并随之表现出明显骨质的丢失，严重影响了患者治疗后的生存质量。因此宫颈癌患者在治疗后需要补充钙片以预防骨质疏松。

108 宫颈癌治疗后应该如何渡过抑郁期？

宫颈癌患者在得知自己的病情后，通常会出现负面情绪。尤其是宫颈癌患者在接受手术，放、化疗的治疗后，由于治疗带来的痛苦，大多数患者会产生抑郁情绪。患者如何顺利地渡过抑郁期？不仅要依靠医务人员的精湛医术，还需要患者自身能够了解宫颈癌及治疗相关知识，自我

温馨提示

宫颈癌患者放疗可能导致放射性肠炎，因此忌食含纤维素多、寒冷、油腻、辛辣、干硬、盐腌类食品，如韭菜、芹菜、粗粮、生冷瓜果、火腿、腌肉、肥肉等。

心理疏导，及时心理咨询，乐观地面对未来的困难，建立战胜疾病的信心。亲人的关心、支持有助于患者坚定信心，缓解心理压力；多沟通、多说服，能满足患者的心理需求。

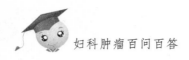
109 宫颈癌患者康复期间饮食应该注意哪些?

患者康复期间饮食上要注意调配营养齐全,以少渣、清淡、易消化吸收的食物为主。总的来说,配制花样多种、高蛋白、高热量的清淡易消化且均衡的食谱对于宫颈癌患者提高食欲有积极的作用。食欲缺乏可少食多餐,鼓励患者多饮水,及时排出毒素。

110 宫颈癌患者康复期间运动锻炼应注意哪些?

根据患者的体质恢复情况,可参加适宜活动以增强体质,使身体保持在最佳的功能状态,但要循序渐进,量力而行,不要过度疲劳。

温馨提示

体质较好者可参加较轻的工作和学习,进行适当的活动锻炼。

外阴与阴道恶性肿瘤

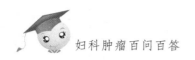

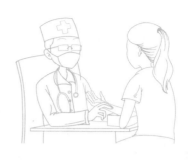

基础疑问

1 **外阴癌前病变指的是什么？**

外阴上皮内瘤变(VIN)是外阴癌前病变。VIN 是指外阴鳞状上皮成熟异常,通常出现异型核分裂的癌前病变。

2 **VIN 为何需要高度重视？**

VIN 的发病率在性生活活跃的年轻妇女中渐趋增加。VIN 的自然病史尚不完全确定,有一定的恶变潜能,2%~4%进展为浸润癌,但约有 38%的 VIN 可以自行消退。在治疗前应通过多点活检确诊。

3 **外阴上皮内瘤变(VIN)分为几种？**

现 VIN1 不再使用，而 VIN2 及 VIN3 则统一简称为 VIN,VIN 有两种：①寻常型 VIN(疣状,基底细胞样和混合型），其中多数病例与人乳头瘤病毒感染相关；②分化型 VIN,主要见于年长妇女,常与硬化性苔藓和鳞状上皮过度增生相关。

> **温馨提示**
> 随着人群 HPV 疫苗的使用日益增多,绝经前女性中寻常型 VIN 与外阴浸润癌的发生率同时显著下降。

4 **什么是外阴癌？**

外阴癌是发生于女性外阴的恶性肿瘤，占女性生殖道恶性肿瘤的 3%~

5%,发病率不高但也不罕见。本病一般好发于老年妇女,发病年龄一般在 50 岁左右,近年来有发病年轻化趋势。

5 外阴恶性肿瘤有哪几种?

外阴恶性肿瘤中 80% 为鳞状细胞癌,另外还有恶性黑色素瘤、腺癌、基底细胞癌、疣状癌、外阴佩吉特病、非特异性腺癌、非特异性基底细胞癌和巴氏腺癌等。

6 最常见的外阴鳞癌分哪几型?

外阴鳞癌分三型:其一为角化型癌,好发于老年患者,通常伴发硬化性苔藓和鳞状上皮增生,与 HPV 感染无关,预后差;其二为基底细胞样癌,好发于年轻妇女,通常伴发 VIN,与 HPV 感染相关,预后较好;其三为疣状癌。

7 哪种外阴恶性肿瘤恶性程度最高?

外阴恶性肿瘤的恶性程度以恶性黑色素瘤和肉瘤较高,腺癌和鳞癌次之,基底细胞癌恶性程度最低。

8 外阴癌与哪些高危因素有关?

流行病学调查发现,外阴癌可以分为与人乳头状瘤病毒(HPV)感染相关和不相关两大类。

(1)与 HPV 感染有关的外阴癌患者。多为年轻妇女,可能有外阴湿疣的病史。并且吸烟可能是这一部分患者发病的危险因素。HPV 感染的型别以 HPV16、18、31 型多见,所导致的外阴癌的病理类型多为鳞癌。

(2)另一部分与 HPV 感染无关的外阴癌。多为老年妇女,与外阴的慢性营养障碍有关,如外阴硬化性苔藓、外阴增生性营养障碍等有关,可合并外阴上皮内瘤变。

温馨提示

肥胖、高血压、糖尿病、免疫功能低下可能与外阴癌发生有一定关系,但不是独立的危险因素。

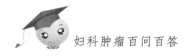

9 如何预防外阴癌？

外阴癌的发生和发展是缓慢的过程，由外阴癌前病变发展到早期浸润癌，再到浸润癌，这一过程十分缓慢，大约要几年甚至十几年，外阴病变位于体表，若发现外阴有结节溃疡或是白色病变要及时就医。对组织病理检查提示癌变倾向的要及早治疗，从而减少外阴癌的发生及发展。

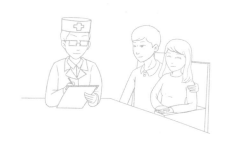

诊 断 疑 问

10 外阴癌发病于体表，为什么经常错过最佳治疗时机？

患者常可注意到外阴病变，尽管为浅表病变，但延迟就医者很常见。传统的观念常常拖延了患者就诊的时机，而且由于多数患者伴有长期的良性疾病史或合并其他妇科疾病，临床上也延误了最佳治疗时机。

11 外阴癌好发部位是哪里？

大多数鳞状细胞癌发生于大阴唇，但也可发生于阴蒂、小阴唇或是阴唇后联合及会阴。癌灶可表现为外生型、溃疡型或平坦型。

12 外阴癌多见的临床表现是什么？

多数患者会有出现外阴肿物或溃疡，伴或不伴疼痛，患者通常有长期瘙痒病史，阴道排液及出血偶见。晚期患者可因腹股沟区肿块就诊。

13 外阴癌常见的播散途径是什么？

外阴癌最常见的播散途径是以癌栓的形式经淋巴管逐级转移到区域淋巴

结(最常见为腹股沟淋巴结)。外阴癌也可直接蔓延至邻近的器官和组织,如阴道、尿道、肛门及膀胱、直肠黏膜。此外血行转移至肺、皮肤等,但相对少见,且多发生在晚期。

14 复发性外阴癌指的是什么?

原发癌以根治手段治疗后无瘤至少 6 个月再出现肿瘤病变,考虑复发。

15 有哪些体征及疾病需要重点排查外阴癌?

患者如表现为外阴瘙痒、疼痛、局部溃疡及肿块等情况,有外阴硬化性萎缩性苔藓、外阴增生性营养障碍等外阴前驱症状病史者需要重点排查。

16 外阴癌前哨淋巴结指的是什么? 在治疗中有什么意义?

外阴癌前哨淋巴结(SLN)指的是原发肿瘤淋巴道转移必经的第一站淋巴结。若前哨淋巴结无癌转移,则此引流淋巴链无癌转移,无需清扫,从而避免了淋巴结清扫引起的例如淋巴囊肿、淋巴水肿等并发症;若前哨淋巴结有癌转移,则需要完全地解剖性淋巴结并清扫。

17 前哨淋巴结活检技术应用范围是什么? 具体方法是什么?

对肿瘤直径<4cm 的早期外阴癌,可考虑探索应用前哨淋巴结检测技术,以预测腹股沟淋巴结是否转移,可避免对无淋巴结转移的患者进行不必要的腹股沟淋巴结清扫。推荐联合使用蓝染料和放射核素法。单用蓝染料检测外阴癌 SLN 方法简单,不需要特殊设备,但 SLN 检出率比联合两种方法为低。外阴癌 SLN 检测要求手术医师有足够的训练和经验,并且要对病例进行选择,排除一些可能影响 SLN 检出率的因素。

随着欧洲关于前哨淋巴结多中心研究结果的发布,该技术应用逐渐增多,与系统淋巴结切除相比,淋巴水肿

温馨提示

SLN 检测有一定的假阴性率,SLN 假阴性的发生可能与肿瘤的部位、分期、患者肥胖、病理检查方法、术者经验等有一定关系。

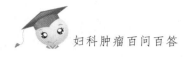

的发生率更低。

18 外阴癌手术中，腹股沟淋巴结处理的原则是什么？

正确处理腹股沟淋巴结是降低早期外阴癌死亡率的唯一重要因素。所有FIGO 分期中Ⅰ B 期或Ⅱ期患者，至少应该行同侧腹股沟淋巴结切除术。局限于一侧外阴的小病灶且同侧淋巴结阴性患者发生对侧淋巴结转移率<1%，可行单侧腹股沟淋巴结切除术。位于中线及累及小阴唇前部的肿瘤应行双侧腹股沟淋巴结切除术。单侧肿瘤较大者也可行双侧腹股沟淋巴结切除术，特别是同侧淋巴结阳性者。

19 腹股沟淋巴结阳性的患者处理是怎样的？

对于切除腹股沟淋巴结后大体病理证实淋巴结阳性或镜下多个阳性的患者的处理：妇科肿瘤学组已证明，术后附加盆腔和腹股沟区放疗的患者疗效优于盆腔淋巴结切除的患者。腹股沟淋巴结转移患者有以下指征者要行双侧盆腔和腹股沟区放疗：①淋巴结包膜外浸润；②有 2 处或更多处的腹股沟淋巴结转移。

20 外阴白斑会变为外阴癌么？

外阴白斑又称慢性外阴营养不良性病变，以病变处的皮肤增厚、粗糙、发硬、呈不规则白色斑块为特征，国内外研究发现外阴白斑恶变率并不高，仅在上皮增生时才被视为癌前病变。

21 日常生活中我们如何避免外阴瘙痒症状？

女性朋友一定要注意外阴部的卫生：不要长期使用刺激性较强的药液清洁外阴；日常穿着纯棉内裤；不要长期使用护垫等。

22 老年性外阴癌的特点？

老年患者，往往因为免疫力低下，并发症相对较多，对治疗的耐受性差。老年性外阴癌早期症状是外阴瘙痒和各种不同形态的肿物。病变通常起自大阴

唇,浸润扩散至临近组织,晚期可出现疼痛、渗液和出血。

23 早期发现诊断的重要性?

早发现、早诊断、早治疗无疑是改善预后的关键。

24 外阴癌诊断的金标准是什么?

外阴活检、病理活组织检查为外阴癌确诊的金标准。

25 怎么确诊外阴癌?

根据病史、症状和外阴局部的表现,外阴癌的诊断并不困难,关键是一定要有警惕性,长期外阴瘙痒要及时就医,对经久不愈的外阴溃疡要重视,确诊需要对外阴的可疑病灶进行病理切片检查。应注意部分外阴癌患者可能合并宫颈病变及阴道病变,应同时进行相关检查,如阴道检查及病理组织检查以确诊。

26 外阴癌的分期是怎样的?

外阴癌分期(FIGO,2009 年)如下。

Ⅰ期肿瘤局限于外阴,淋巴无转移。

ⅠA 期:肿瘤局限于外阴或会阴,最大直径≤2cm,间质浸润≤1.0cm。

ⅠB 期:肿瘤最大径线>2cm 或局限于外阴或会阴,间质浸润>1.0cm。

Ⅱ期肿瘤侵犯下列任何部位:下 1/3 尿道、下 1/3 阴道、肛门,淋巴结无转移。

Ⅲ期肿瘤有或(无)侵犯下列任何部位:下 1/3 尿道、下 1/3 阴道、肛门,有腹股沟淋巴结转移。

ⅢA 期:1 个淋巴结转移(≥5mm);1~2 个淋巴结转移(<5mm)。

ⅢB 期:≥2 个淋巴结转移(≥5mm);≥3 个淋巴结转移(<5mm)。

ⅢC:阳性淋巴结伴囊外扩散。

Ⅳ期:肿瘤侵犯其他区域(上 2/3 尿道、上 2/3 阴道)或远处转移。

ⅣA 期:肿瘤侵犯下列任何部位,如上尿道和(或)阴道黏膜、膀胱黏膜、直

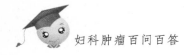

肠黏膜或固定在骨盆壁;腹股沟—股淋巴结出现固定或溃疡形成。

ⅣB 期:任何部位(包括盆腔淋巴结)的远处转移。

27　对于早期外阴癌如何处理?

对于早期患者,应先处理原发病灶,然后依据病灶的病理检查情况,决定进一步淋巴结的处理。

28　何为早期外阴癌?

早期外阴癌定义为病灶局限于外阴,未侵犯邻近器官,且临床无可疑淋巴结转移者。

治疗疑问

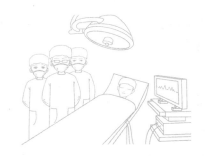

29　外阴上皮内瘤变的治疗?

外阴上皮内瘤变的治疗方法多种多样。外阴两侧的病变一旦确诊,应行外阴上皮局部浅表切除术,切除边缘超过肿物外缘0.5~1cm 即可。累及小阴唇的病变也可行局部切除术,但采用激光汽化者疗效更佳。大面积病变可施行表浅外阴切除术和薄层皮片植皮术。

30　外阴癌治疗方法是?

以手术治疗为主,辅以放射治疗及化学药物综合治疗。手术治疗强调个体化,在不影响预后的前提下,最大限度地缩小手术范围,以保留外阴的解剖结构,改善生活质量。

31 外阴癌的手术方式包括什么？

外阴癌的治疗以手术为主,包括外阴广泛局部切除术、外阴根治性局部切除和局部扩大切除术。

32 外阴癌术后需要辅助治疗的高危因素是什么？

外阴癌的治疗方法以手术为主，术后需要辅助治疗的高危因素包括外阴局部切缘不净、区域淋巴结转移两个方面。治疗方法以放疗为主。

33 外阴癌术后行辅助治疗的适应证是什么？

由于外阴正常组织对放射线耐受性差,放疗仅属辅助治疗。常用于:①不能手术者;②术前局部照射,缩小癌灶再手术;③腹股沟淋巴结转移的补充治疗,包括 1 处转移直径大于 10cm,淋巴囊外扩散或血管淋巴间隙受累,2 处或更多处微转移;④术后原发病灶的补充治疗,如手术切缘阳性或接近切缘、脉管有癌栓;⑤复发癌。

34 外阴癌术后辅助治疗有哪些？

包括外阴部位的体外放疗、区域淋巴结的体外放疗、外阴癌的同步放、化疗。

35 影响外阴癌放射治疗效果的因素是什么？

目前的临床观察结果已显示影响外阴癌放射治疗疗效的主要因素包括临床病理因素,有临床期别,腹股沟淋巴结转移,肿瘤大小及浸润深度,淋巴管、血管受侵,同时也与是否结合化疗和放射剂量相关。

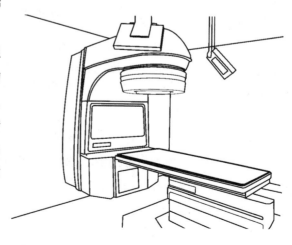

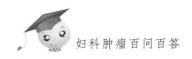
36 外阴癌个体化治疗?

(1)手术治疗:ⅠA期:行局部病灶扩大切除(切缘距肿瘤2~3cm,单侧病灶)或单侧外阴切除(多病灶者),通常不需切除腹股沟淋巴结。ⅠB期:行广泛外阴切除及腹股沟淋巴结切除。Ⅱ~Ⅲ期:广泛外阴切除及受累的部分下尿道、阴道与肛门皮肤切除、双侧腹股沟淋巴结切除。Ⅳ期除广泛外阴切除、双侧腹股沟及盆腔淋巴结切除外,分别根据膀胱、上尿道或直肠受累情况选择相应切除术。

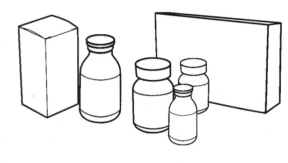

(2)放射治疗。由于外阴正常组织对放射线耐受差,放疗仅属辅助治疗。

(3)化疗。用于晚期癌或复发癌综合治疗。

37 外阴癌治疗个体及综合治疗指的是什么?

首先早期患者,根据病灶的大小、位置、与邻近器官的关系、浸润深度、癌组织的病理分化程度、有无淋巴结及脉管的受累、腹股沟淋巴结有无转移、有无并发症考虑手术方案。

温馨提示

对于晚期患者,将放疗、化疗和手术优势结合起来,最大限度地减少患者痛苦,缩小手术范围、减少术后并发症,最大限度改善预后,提高生活质量。

38 外阴癌化疗应用于哪些情况?

(1)作为手术前的新辅助治疗,缩小肿瘤以利于后续的治疗。

(2)与放疗联合应用治疗无法手术的患者。

(3)作为术后的补充治疗,可单独使用或与放疗联用。

(4)用于复发患者的治疗。

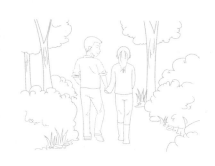

康复疑问

39 **外阴癌术后如何复查？**

治疗后应定期随访：术后第 1 年内每 1~3 个月 1 次，第 2、3 年每 3~6 个月复查1 次，3 年后可每年 1 次。

40 **外阴癌及阴道癌的预防？**

外阴癌及阴道癌尚无有效的预防措施。鉴于HPV 感染是外阴癌和阴道癌的高危因素，可将有效预防 HPV 感染作为预防的重要措施。另外，积极治疗外阴瘙痒、感染性疾病及癌前病变，也是预防外阴癌和阴道癌的重要手段之一，如外阴结节、溃疡或白色病变，应及时就诊和治疗。

> **温馨提示**
>
> 治疗后还应坚持随访及复查，以便及时发现病情变化。同时还应注意保持外阴清洁，避免分泌物长期刺激。

41 **外阴癌的预后？**

外阴癌预后与癌灶大小、部位、分期、肿瘤分化、有无淋巴转移及治疗措施等有关。其中以淋巴转移最为重要，有淋巴结转移者 5 年生存率约为 50%，而无淋巴结转移者 5 年生存率为 90%。治疗后应定期复查。

42 **外阴癌患者术后饮食如何调整？**

外阴癌患者在术后 1 周内，饮食以流质为主，给予鱼汤、肉汤、蛋汤、藕粉、

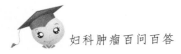

果汁等,以减少大便,避免因排便而污染伤口。术后1周后可逐渐由半流质向普通饮食过渡,可食富含高蛋白、高能量、高维生素等营养物质的食物,如黑鱼、青鱼、甲鱼、瘦猪肉、猪肝、牛肉、牛奶、豆制品、乳制品、新鲜绿叶蔬菜、新鲜水果等,以促进伤口愈合。

43 外阴癌患者能吃"发物"吗? 能饮酒吗?

外阴癌患者术后忌烟、酒及辛辣刺激性食物,至于说鱼、虾、海货是"发物",缺乏充足的科学论证,饮食以高蛋白、高维生素的饮食为宜,以弥补肿瘤的过分消耗,提高机体的免疫功能和抗癌能力。

44 外阴癌术后如何进行功能训练?

外阴癌患者术后7~10天后尽可能功能锻炼,如双腿合拢、分开、前屈、后伸、外展、内收等每日2次,每次持续10~20分钟。如发现下肢水肿,需抬高患肢,穿上防静脉曲张的裤袜并配合理疗等,有助于早日康复。

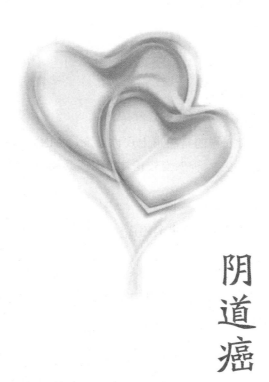

阴
道
癌

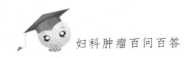
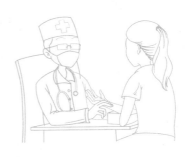

基础疑问

1 阴道癌的癌前病变指的是什么？

阴道癌的癌前病变指的是阴道上皮内瘤变(VAIN)。VAIN 是指阴道上皮不典型增生的一组病变,这种病变较正常组织或其他病变更易转化为癌。

2 什么叫阴道癌？

阴道癌是指病灶原发于阴道的癌症。

3 阴道癌是否常见？

阴道癌罕见,仅占女性生殖道恶性肿瘤的 2%,但是阴道是女性生殖系统恶性肿瘤常见的转移部位。

4 阴道恶性肿瘤有哪几种？

阴道常见的原发性恶性肿瘤主要为鳞癌、腺癌、恶性黑色素瘤、葡萄状肉瘤等。

5 阴道癌发病原因是什么？

发病原因不详,一般认为与黏膜长期刺激或是损伤有关。此外,本病与放射线也有关系。近年来研究发现,年轻患者与宫颈上皮内瘤变和人乳头瘤病毒(HPV)感染相关。

6 **阴道癌最常见的部位是哪里？**

病灶最常见部位为阴道上 1/3 的后壁和下 1/3 的前壁。

7 **阴道癌病灶外观是什么样的？**

早期病变为黏膜潮红，表面粗糙，触及易出血，随后可呈结节状，或结节溃疡状，质硬，也可呈菜花样、乳头状，质脆，易出血。个别病例也可呈阴道狭窄，黏膜光滑，僵直，质硬。

8 **阴道癌主要转移方式是怎样的？**

阴道癌在发展过程中主要为淋巴转移。阴道上段肿瘤淋巴转移似宫颈癌，阴道下段肿瘤淋巴转移似外阴癌，中 1/3 肿瘤则有双向转移的可能，也可向周围组织蔓延，晚期可侵犯直肠和膀胱，也可血行转移。

9 **阴道癌常见的临床症状是什么？**

早期常无症状，多于体检时发现。阴道癌常见症状为阴道流血，白带增多，约有 70% 的病例表现阴道不规则出血或是接触性阴道流血，约 50% 的病例表现出不同程度阴道排液，可为水样、米汤样或混血白带，合并感染则为脓样、恶臭。晚期患者可见肿瘤压迫膀胱、尿道、直肠等症状或是其他远处转移症状。

10 **阴道癌病因及高危因素有哪些？**

人乳头瘤病毒感染、长期阴道异物对黏膜的刺激；年轻女性发生阴道腺癌，可能与其母亲在妊娠期服用雌激素有关，与既往生殖道肿瘤病史（特别是宫颈恶性病史）、其他如免疫抑制治疗、吸烟、多个性伴侣、性生活过早等相关。

11 **哪些人是阴道癌好发人群？**

原发性阴道癌约占女性生殖器官恶性肿瘤的 2%。原发性阴道癌多发于老年人。阴道腺癌约占原发性阴道癌的 10%，可能起源于氯底酚暴露所致的阴道腺病，起源于残余的肾组织、尿道旁腺或内膜异位病灶。阴道恶性黑色素瘤相

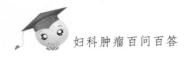

当罕见;阴道葡萄状肉瘤是一种高度恶性的横纹肌肉瘤,好发于婴儿、儿童。

12 既往宫颈恶性肿瘤病史患者易发阴道癌吗?

FIGO 指南中指出,高达30%的原发阴道癌患者有 5 年前患宫颈原位癌或浸润癌病史。

诊 断 疑 问

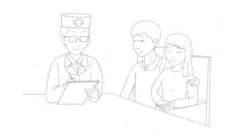

13 阴道癌诊断方法?

阴道壁有明显赘生物—病理活检—确诊。

阴道壁无明显赘生物,但有充血、糜烂、弹性差等情况—阴道细胞学检查—借助阴道镜定位活检,尤其注意阴道穹隆部。

肿物位于黏膜下或软组织—局部肿物穿刺—病理活检。

宫颈癌治疗后复查中,TCT 提示异常—病理检查—确诊。

14 阴道癌的临床分期原则是什么?

阴道癌临床 FIGO(引自 2012 年 FIGO 年报)分期如下。

Ⅰ期:肿瘤局限于阴道壁。

Ⅱ期:肿瘤已累及阴道旁组织,但未达骨盆壁。

Ⅲ期肿瘤扩展至骨盆壁。

Ⅳ期:肿瘤范围超出真骨盆腔,或侵犯膀胱黏膜或直肠黏膜,但黏膜泡状水肿不列入此期。

ⅣA 期:肿瘤侵犯膀胱和(或)直肠黏膜,和(或)直接蔓延超出真骨盆。ⅣB期肿瘤转移到远处器官。

15 阴道肿瘤的孕期筛查有哪些？

做好孕前妇女健康检查是预防妊娠期阴道恶性肿瘤的关键。常规妇科检查中仔细、认真，不放过任何疑点，如阴道黏膜出血、阴道外阴结节、上皮色素脱失或局限性黑色素凝集、皮肤或黏膜弹性和质地异常等，结合 TCT、HPV 检查结果对可疑部位行病理学检查。

16 全子宫切除术后还会发生阴道癌的风险吗？

良性疾病全子宫切除术后患者，患阴道癌风险极低，因此不推荐该人群常规筛查阴道癌。有宫颈上皮内瘤变或浸润癌病史的患者，阴道癌风险增高，但是常规细胞学筛查检出率较低；联合使用 HPV 检测可延长筛查间隔，提高成本效益。

治疗疑问

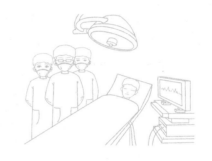

17 阴道上皮内瘤变（VAIN）的治疗是怎样的？

VAIN 的治疗务必个体化。治疗手段繁多，包括局部手术切除或消融、腔内放疗。选择合适方案，需悉心考量多个因素，包括患者的一般情况、病理类型、病灶位置和范围、医疗机构的技术水平；还需重视保护邻近的输尿管、膀胱和直肠，若遭受破坏或损伤，可能导致瘘的形成。既往接受盆腔放疗者发生瘘的风险更高。

二氧化碳激光汽化是 VAIN 的有效治疗方法。通常在局麻或全麻下进行。

局部应用氟尿嘧啶（5-FU）适用于大面积病灶或多发病灶。该法无需麻醉和复杂仪器，相对简单，可在门诊进行。只要 1 周不超过 2 次，不良反应通常较轻。

5% 咪喹莫特霜可作为替代手段用于年轻、HPV 阳性、多病灶、高级别病变

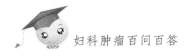

的患者环形电刀或冷刀切除病灶,尤其适用于穹隆部病变。若病变范围广、接近累及阴道全长,采用其他保守治疗无效时需行全阴道切除和厚皮瓣移植。

18 阴道癌可以手术治疗吗?

因为阴道临近膀胱、直肠,阴道癌的手术治疗应用有限。下列情况可考虑手术。

(1)病灶累及阴道后壁上段的Ⅰ期患者,若未曾切除子宫,可行广泛性子宫切除术、阴道上段切除术和盆腔淋巴结切除术。若已切除子宫,行根治性阴道上段切除术和盆腔淋巴结切除术。

(2)选择放疗的年轻患者放疗前行卵巢移位,或对经选择的患者进行手术分期切除肿大阳性淋巴结。

(3)ⅣA期患者尤其是合并直肠阴道瘘或膀胱阴道瘘时行盆腔器官廓清术,某些患者可能还需要切除盆腔淋巴结或术前放疗。若病灶累及阴道下1/3,应考虑切除双侧腹股沟淋巴结。

(4)放疗后中心性复发的患者可行盆腔器官廓清术。

19 阴道癌常见的手术并发症有哪些?

常见手术并发症:出血、感染(盆腔、泌尿系、切口等)、邻近器官或神经损伤、功能障碍(膀胱功能、性功能、直肠功能、卵巢功能)、深静脉血栓、淋巴囊肿、肠粘连及肠梗阻、下肢水肿等。

20 阴道癌综合治疗通常是怎样的? 分别适合哪些情况?

(1)术前放疗。仅用于少数局部肿瘤较大的患者。缩小肿瘤,降低肿瘤细胞的活性,利于手术切除。

(2)术后放疗。主要用于局部或部分阴道切除的Ⅰ期患者,术后病理切缘阳性和淋巴转移者。多采用体外照射,少部分患者需补充腔内放疗。

(3)放疗+化疗或放疗+手术+化疗。多用于中晚期肿瘤患者,能提高放疗效果,改善患者生存质量。

21 阴道癌术后的辅助治疗？

阴道癌的治疗方法以放疗为主，只有Ⅰ期病例才适合手术治疗，术后辅助治疗临床资料更为缺乏，术后辅助治疗多以放疗为主。

22 阴道恶性黑色素瘤怎样治疗？

阴道恶性黑色素瘤病灶通常位于阴道下段，尤其是阴道前壁。阴道恶性黑色素瘤大多数为深部浸润癌，主要治疗手段为根治性手术，通常合并盆腔器官廓清术。近期报道显示，较保守的局部切除术生存率相当于根治术。该病的5年生存率约为15%。

23 阴道葡萄状肉瘤怎样治疗？

过去的治疗手段为盆腔器官廓清术，但生存率极低。近年来，采用保守手术联合术前或术后放、化疗显著改善了生存率。如果病灶小，能够切除并保留器官，首选手术。如果病灶较大，术前可予化疗、外照射放疗或近距离放疗。不推荐扩大野放疗，因为会破坏或干扰骨化中心，导致小儿病例骨盆发育障碍。

24 阴道癌姑息放疗适用于哪些患者？

主要针对某些一般情况较差且已有远处转移或区域转移、无法根治的晚期患者，或是无法耐受根治性放疗剂量的患者，只能予低剂量放疗方案抑制肿瘤的生长或使肿瘤体积缩小、减轻症状，达到改善患者生存质量的目的。

25 阴道癌手术后放疗适应证有哪些？

手术后放疗的目的为控制乃至治疗转移的盆腔淋巴结及局部残余肿瘤，以提高生存率。适应证：手术切除的边缘仍有癌瘤即阴道断端阳性、盆腔淋巴结阳性、脉管内有癌栓者。

26 阴道癌放疗方法如何分类？如何使用？

大多数阴道癌患者需要接受放疗，通常联用外照射和近距离放疗。需依据

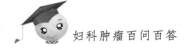

肿瘤位置、肿瘤与周围重要组织的关系调整放疗计划,不同计划中的外照射和近距离放疗可能差别甚大。

小灶性Ⅰ期,可单纯接受近距离放疗,联合外照射可能降低局部—区域复发风险。较大病灶者,先接受45~50Gy外照射治疗,以缩小肿瘤体积、治疗盆腔淋巴结。其后对肉眼可见的原发病灶、受累淋巴结,补充近距离照射或增加外照射补量。

温馨提示

尽可能首选近距离放疗,但是对于部分病灶巨大、病灶邻近重要组织的患者,采用高度适形外照射补量可使放疗剂量均匀地覆盖整块肿瘤病灶,累及阴道下1/3,应治疗腹股沟淋巴结。同期放疗用于阴道癌的报道有限。

原发病灶接受剂量超过70Gy时,可提高局部控制效果。为达到整块肿瘤所需的治疗量,同时不超过周围正常组织耐量,近距离放疗是最简单易行的方法。

27 放疗的副反应有哪些?

常见的有放射性膀胱炎、放射性结肠炎、骨髓移植、宫腔粘连、不孕、卵巢功能减退、放射性皮炎等,较少见的如阴道膀胱瘘、阴道直肠瘘、子宫穿孔、肠穿孔等。

28 阴道癌手术治疗及其适应证有哪些?

主要应用于Ⅰ期患者积极治疗、ⅣA患者姑息治疗及部分放疗后局部未控制或复发阴道癌的补救治疗。若病灶位于阴道上1/3,应根治性全子宫+阴道上段切除术+盆腔淋巴结清扫术;若病灶位于阴道下1/3则行阴道大部分切除术+腹股沟淋巴结切除术,必要甚至切除部分尿道及外阴,并行阴道中、下段成形术;病灶位于阴道中1/3的患者,多首选放疗。

29 外阴癌术后护理需要注意什么情况？

初患癌症的患者术前恐惧，术后巨大创面以及众多引流管难以接受现实。针对患者心理变化家属要给予理解和支持。同时预防感染也很重要，术前外阴的坐浴擦洗，术后大便及尿管的护理，以促进皮肤愈合。

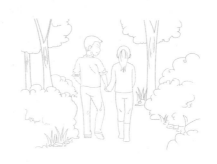

康复疑问

30 影响阴道癌预后的因素有哪些？

影响因素有分期、肿瘤大小、组织学类型、治疗方式等。其中分期是公认的影响预后的因素。

31 阴道恶性肿瘤患者怎样复查？

建议复查间隔如下：第1年，每1~3个月1次；第2、3年，每3~6个月1次；3年后，每年1次。

32 患者及家属应该怎样帮助患者渡过难关？

恶性肿瘤患者的家庭成员及亲戚朋友应鼓励患者正确认识疾病，勇敢接受治疗，积极面对不确定的结果。研究表明，心理干预和"压力管理"可以有效减轻恶性肿瘤患者的不良情绪及治疗的不良反应，减轻抑郁、焦虑，提高患者的生活质量。

33 阴道癌患者的心理护理如何注意？

阴道癌患者多为老年妇女，因为她们思维保守、顾忌较多，有些患者已有症状也不肯医治，抵触一切妇科检查，故贻误了早期医治时机。一旦确诊为本

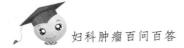

病,往往病情已近中、晚期,患者情绪极端低沉、郁闷、焦躁。家属应关怀、体恤患者,抚慰、体谅、帮衬,应鼓励患者树立打败疾病的决心。

34 阴道癌术后哪些食物不能吃?

阴道癌术后应避免食用含有致癌物的食物,如含亚硝酸盐类强烈致癌物的蔬菜,发霉食物、腌制、烟熏、火烤、油煎食物。多食含有丰富的蛋白质、氨基酸、高维生素的高营养食物;多食有利于毒物排泄和解毒的食物,如绿豆、赤小豆、冬瓜、西瓜等。要合理膳食,细嚼慢咽,多吃新鲜蔬菜、水果,不能挑食、偏食。

35 阴道癌术后解小便不顺畅,有办法缓解吗?

阴道癌经手术治疗,能够在一定范围内有效控制病情,缓解不良症状,但手术范围大,由于膀胱、输尿管等血管神经大部分被剥离,造成膀胱功能障碍而引起尿潴留。因此,为了减少尿潴留的发生,宫颈癌术后膀胱功能的锻炼和康复就显得很关键了。术后早期指导患者在床上翻身及下肢屈伸运动、缩肛运动,提

温馨提示
建议患者在不收缩下肢及臀部肌肉的情况下自主收缩耻骨、尾骨周围肌肉,每天4~6次,每次收缩坚持5~10秒。每次排尿分几段(即排一下忍一下,再排一下忍一下)锻炼膀胱内、外括约肌,逼尿肌的收缩和协调能力。经过以上训练,症状会逐渐缓解。

升与收缩骨盆底肌肉,坚持10秒,放松4秒,反复进行,每次锻炼5分钟。

36 阴道癌术后,只能卧床休息吗?

术后要保证充分的休息,但并不是整天卧床,而是要根据自身实际情况,劳逸结合地休息。可进行适当的体育活动,如打太极、散步、做保健操、练气功等,增加患者食欲,恢复身体功能。并做些轻松的家务等,避免过度劳累的运动,这样有利于身心健康,更有利于身体康复。